I0032373

NOTICE

SUR LA

CRYPTE DE L'ÉGLISE NOTRE-DAME

DE BOULOGNE.

I.9
J 102

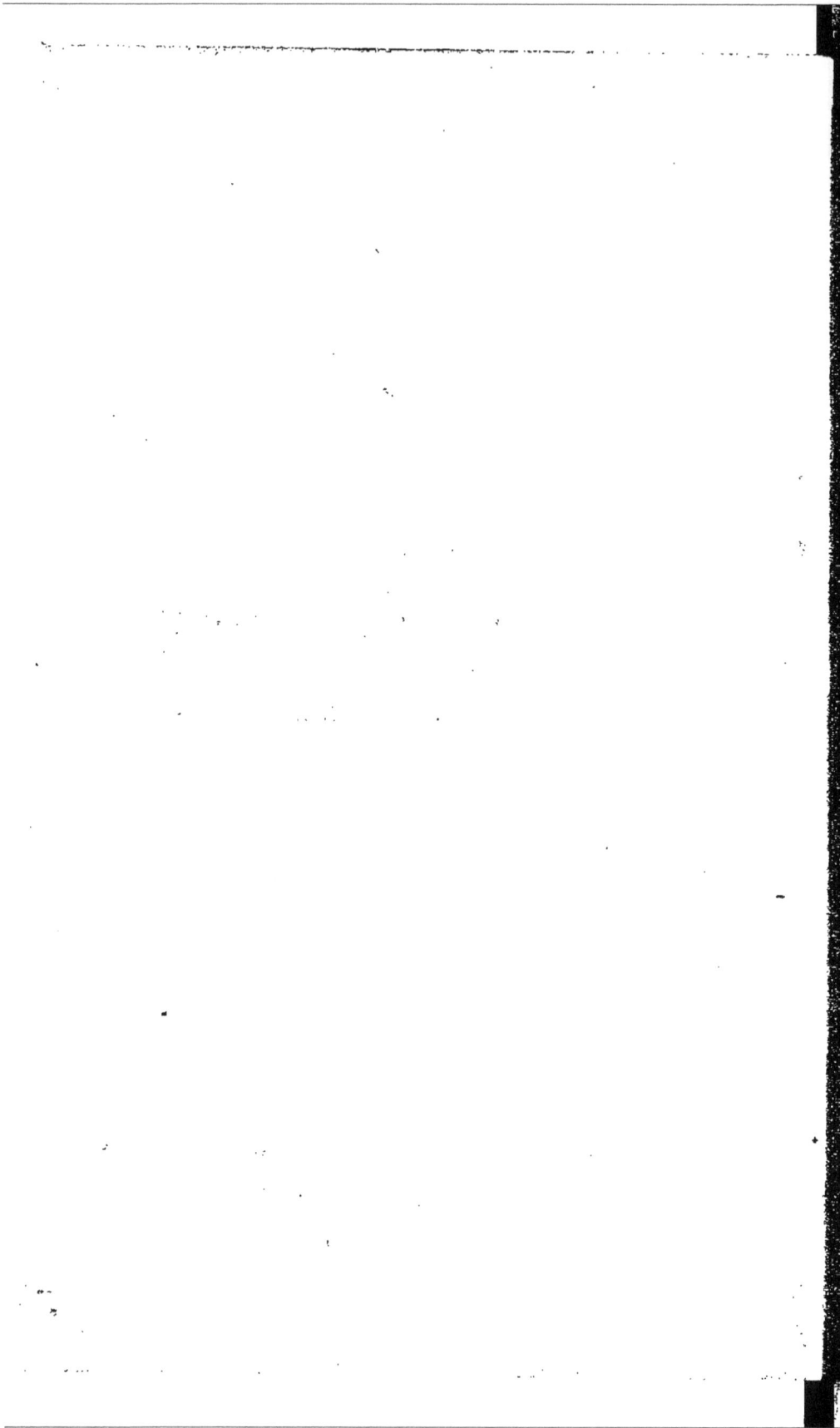

DÉPÔT LÉGAL
Pas de Calais
215
1859

NOTICE
ARCHÉOLOGIQUE
HISTORIQUE ET DESCRIPTIVE

SUR LA CRYPTE

DE L'ÉGLISE

NOTRE-DAME DE BOULOGNE.

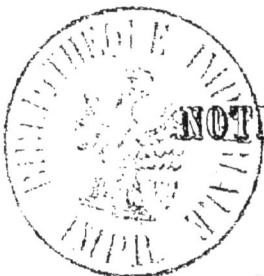

~~~~~~~~~~~~~~~~~

PAR L'ABBÉ D. HAIGNERÉ,

Archiviste de la ville, membre de la Société de l'Histoire de France et de
plusieurs autres Sociétés d'archéologie et d'histoire.

2me ÉDITION.

BOULOGNE-SUR-MER.

IMPRIMERIE DE CH. AIGRE, N° 3, RUE DES VIEILLARDS.

—

1859.

PRÉFACE

DE LA DEUXIÈME ÉDITION.

———————

La première édition de cette Notice, imprimée
en 1851 et tirée à mille exemplaires, est épuisée.
En remettant mon travail sous presse, j'ai résolu
d'y apporter quelques modifications, qui m'ont
paru de nature à le rendre plus complet.

Pour certaines parties de cet ouvrage ma tâche
est assez ingrate. La *Crypte,* — ou Église souterraine, comme on voudra l'appeler — qui s'étend
sous toute la Cathédrale de Notre-Dame de Boulogne, est un monument d'un aspect fort varié.
On y voit une Crypte ancienne, composée de
deux parties très-distinctes ; on y retrouve des
restes de l'ancienne Cathédrale ; et le tout est
enchâssé dans une immense substruction de
l'époque contemporaine. Il est facile de reconnaître l'embarras où se trouve le *cicerone,* aussi

bien que le visiteur, en présence de ces éléments si divers.

Dans la première édition, j'avais en quelque sorte à réhabiliter notre Crypte aux yeux des antiquaires ; aussi ai-je borné ma description à la partie archéologique. Aujourd'hui je veux décrire tout. Sans négliger aucun des détails qui peuvent donner du prix à un monument où sont conservés les plus anciens débris d'architecture que possède notre ville, je dirai quelle est la pensée qui a présidé à la décoration de l'ensemble.

Pour ce qui est de l'antiquité, le procès qu'on avait tenté de faire à la Crypte de Boulogne ayant été terminé par un vigoureux plaidoyer de M. Courtois, secrétaire-archiviste de la Société des Antiquaires de la Morinie, dans un Rapport publié en 1854 (*), je n'ai plus à m'en occuper. On n'y saurait revenir.

Voudrait-on encore dire que Mgr Haffreingue n'a pas servi assez fidèlement les intérêts de la science archéologique, en se permettant de restaurer et de repeindre la Crypte ancienne ? Je me permettrai de répondre d'abord que, si mal

(*) Mém. de la Soc. des Ant. de la Mor. T. ix, 2e p. pp. 355 et suiv.

il y a, le mal est fait et que les récriminations
sont inutiles ; ensuite j'ajouterai que ces vieux
murs incomplets, découronnés, portant des bouts
de murs neufs, des voûtes neuves où la truelle
du maçon d'hier aurait laissé son empreinte,
offriraient quelque chose de plus choquant. Il y
en a qui regrettent même que la Crypte nouvelle
ait été décorée ; ils l'aimeraient mieux avec ses
murs crépis, nus et maussades. *Trahit sua quem-
que voluptas.*

D'ailleurs, cette décoration que nous allons
décrire est une œuvre provisoire ; la pensée seule
est arrêtée, l'exécution n'est pas définitive. Gar-
dons-nous donc de juger les tableaux de la Crypte
autrement qu'on ne fait à l'égard d'un peintre,
qui, sur une esquisse grossière, présente à un
conseil d'amis l'idée rudimentaire de son œuvre.

Il me reste à remercier ceux de mes collègues
et de mes amis qui ont bien voulu m'honorer de
leurs suffrages à la première apparition de ce
travail. MM. F. Morand, dans l'*Impartial* de
Boulogne ; Didron aîné, dans les *Annales archéologiques ;* J. Derheims, dans le *Mémorial Arté-
sien ;* Arthur Dinaux, dans les *Archives du Nord
de la France et du Midi de la Belgique ;* Arthur

Murcier, dans son ouvrage sur les *Sépultures chrétiennes*, ont un droit spécial à ma sincère reconnaissance pour la manière dont ils ont accueilli ma Notice. Je les en remercie, c'est un puissant encouragement à mieux faire.

Boulogne-sur-mer, 21 *Juillet* 1859.

INTRODUCTION.

Boulogne-sur-mer, nommée autrefois Gésoriaque (1), puis *Bononia oceanensis* (2), est une ville dont l'importance, malgré la renommée de ses Comtes, n'a été que secondaire jusqu'au XIX⁰ siècle (3). Aussi ne compte-t-elle guère de monuments des siècles passés. Les ruines romaines ont été balayées du sol ; et les constructions plus récentes ont disparu successivement, en laissant peu de traces de leur passage.

L'Église de Notre-Dame était au moyen-âge la plus grande gloire de la cité ; c'est encore aujourd'hui l'édifice le plus apparent de la ville moderne. Il importe de redire en quelques mots les principaux faits de son his-

(1) *Gesoriacum*, nom gaulois que porta notre ville jusqu'au IV⁰ siècle, et qui se trouve dans presque tous les auteurs latins. Voyez Pline (Lib. IV, 26), Pomponius Méla (Lib. III. 2, etc.

(2) La dénomination de *Bononia oceanensis* se trouve au revers d'une médaille de Constant.

(3) Sa grandeur et son développement principal datent des premiers temps de l'empire Napoléonien. L'expédition que ce héros des temps modernes projetait contre l'Angleterre, les armements qu'il fit dans nos parages, le camp de la grande armée, qui fut assis sur nos côtes, donnèrent à la ville de Boulogne une impulsion de prospérité qui ne s'est jamais ralentie.

toire ; car l'église actuelle, élevée sur les fondements de l'ancienne, est héritière de tous les souvenirs de son aînée.

L'histoire de l'établissement du Christianisme dans nos contrées n'est pas appuyée, du moins pour les premiers siècles, sur des autorités bien nombreuses ni peut-être bien sûres. C'est pourquoi nous n'en tirerons aucune induction, qui tende à établir l'existence d'une église à Boulogne, avant le commencement du VIIe siècle (1). A cette époque, d'après le témoignage du Vénérable Bède, le corps du bienheureux Pierre (d'Ambleteuse), un des compagnons de saint Augustin de Cantorbéry, fut déposé *à Boulogne, dans l'église, in Bononia civitate, in ecclesia* (2). Dans le même siècle, le grand apôtre de notre pays, celui qui parvint, non sans peine, à y implanter la foi chrétienne, saint Omer, portait le titre d'Évêque de Boulogne et de Térouanne, *Bononiæ et Tervanensis oppidi* (3). C'est aussi vers ce temps que la vieille et poétique Légende boulonnaise place l'arrivée du bateau mystérieux qui apporta dans notre ville l'image miraculeuse de la Vierge MARIE (4).

Plus tard encore Boulogne continua de partager avec Térouanne le titre épiscopal et d'être avec elle le siége

(1) Voyez sur les origines du christianisme dans nos contrées notre *Étude historique sur l'existence d'un siége épiscopal dans la ville de Boulogne, avant le VIIe siècle.* Br. in-8°, 1856.

(2) Hist. Ecclesiast. Gent. Angl. Lib. I. 33, *in fine.*

(3) Vit. S. Eustasii. Ap. Dom Bouquet, Script. Rér. Gallic. T. III. p. 500.

(4) Chron. msstes. ap. Le Roy, hist. de N.-D. de Boulogne, édit. 1681. pp. 14 et suiv.

des Pontifes Morins. Witfried, qui mourut en 959, est appelé, comme le premier titulaire de son siége, Évêque de Boulogne, *Bononiæ civitatis Episcopus* (1). Bien qu'on puisse être certain qu'il existait alors une église assez vaste dans la cité, c'est-à-dire dans la haute-ville de Boulogne, nous n'avons retrouvé jusqu'ici aucune trace d'architecture appartenant au *style latin*, qui régna pendant toute cette période.

D'après l'autorité d'un ancien légendaire boulonnais, dont un fragment nous a été conservé par le chanoine Le Roy (2), l'église de Boulogne aurait été rebâtie par la bienheureuse comtesse Ide de Lorraine, mère de notre Godefroi de Bouillon, au commencement du XIIe siècle. *Ecclesia Beatæ Mariæ Bolon . à Sanctâ* Ittâ, *seu* Idâ, *matre Godefridi Bullonii, comitis boloniensis* cons-tructa *fuerat.* Cette phrase d'un légendaire perdu ne saurait peut-être entraîner l'assentiment du critique, si les caractères de l'architecture ne lui prêtaient leur ap-pui. Mais cette science des pierres, créée par l'investi-gation moderne, apporte au vieux chroniqueur le soutien dont il a besoin ; et tout ce qu'on a conservé des débris de notre antique église est là pour témoigner de l'exac-titude de son récit.

Enrichie par la munificence des comtes de Boulogne, desservie par des chanoines réguliers qui s'affilièrent à la congrégation d'Arrouaise, ordre de Saint-Augustin, elle vit siéger dans ses murs (vers 1130) un abbé, qui tenait la seconde place du côté droit, dans les assemblées

(1) Vit. S. Bertulphi, n° 28, ap. Bolland. Act. SS. Febr.p. 682.
(2) Ap. Le Roy, op. cit. p. 259.

générales de la Congrégation mère (1). En 1211, au rapport de Jean d'Ypres, en sa chronique de Saint-Bertin (2), l'église de Notre-Dame fut « illustrée par de nom-« breux miracles, opérés à la gloire de Dieu et de la « très glorieuse Vierge Marie (3). » Depuis lors, le concours non interrompu des milliers de pèlerins qui visitaient Notre-Dame de Boulogne, acquit à notre église une réputation presque européenne. Un seul fait donne la mesure de l'importance attachée alors à ce pèlerinage; c'est la fondation de l'église de Boulogne-sur-Seine, et l'établissement de la confrérie qu'on y institua, en faveur des « habitants de Paris, qui tournent leur dévotion vers » l'église de la très-glorieuse Vierge Marie (4) de Bou-» logne sur la mer, soit pour pèlerinage, soit autre-» ment. » Ceci se faisait en 1320.

Malgré le pillage et la dévastation que ce sanctuaire vénérable eut à subir, à la prise de Boulogne par les Anglais, en 1544 (5), et durant la tyrannie qu'y exercè-

(1) Cf. Le Roy, op. cit. pp. 29, 30.

(2) Chronic. Sithiense S. Bertini, ap. Martène, Thes. nov. Anecdot. T. III. p. 699.

(3) Voici le texte de Jean d'Ypres ; Eodem anno (1211) ad laudem et gloriam Jesu Christi et suæ gloriosissimæ Matris in Bolonia supra mare plurima fiunt miracula, magnusque populi confluxus ex omni parte regni, et inde ortum habuit peregrinatio ad beatam Mariam in Bolonia, quæ adhuc est.

(4) Archives de l'église de Boulogne-S.-Seine. Le Roy, déjà cit. chap. V. pp. 45 et suiv. Lettres patentes de Philippe V. Ibid. p. 161. etc,

(5) Le Roy, jam cit. Liv. II. chap. I, pp. 117 et suiv.

rent les Huguenots en 1567 (1), de nouvelles splendeurs l'attendaient. Le 3 mars 1567, le Pape saint Pie V avait institué à Boulogne un évêché suffragant de Reims (2). Sur ce siége Morino-Boulonnais s'assirent successivement depuis 1570 jusqu'au concordat de 1802, douze évêques, parmi lesquels nous remarquons, au XVIᵉ siècle *Claude-André* DORMY (3), qui prit une part active à la Sainte-Ligue, formée contre le protestantisme ; au XVIIᵉ siècle, *Victor* LE BOUTHILLIER (4), qui brilla sur le siége archiépiscopal de Tours ; *François de* PERRO-CHEL (5), dont la mémoire a été en bénédiction ; au XVIIIᵉ, *Pierre de* LANGLE (6), homme de talent, qui eut le tort de servir la mauvaise cause du Jansénisme ; *François-Joseph-Gaston* DE PARTZ *de* PRESSY, (7), qu'il suffit de nommer ; et *Jean-Réné* ASSELINE (8) qui, après s'être exilé pour la foi, mourut en Angleterre, auprès de Louis XVIII.

Ce rapide exposé historique nous a paru nécessaire pour rappeler en peu de mots les fastes de notre église. Ceux qui désireront plus de détails pourront consulter notre *Histoire de Notre-Dame de Boulogne* ou quelqu'une des nombreuses éditions de celles du chanoine Le Roy.

(1) Ibid. chap. V. p, 150 et suiv.
(2) Gall. Christ. T. X. col. 1572 et seqq.
(3) 1570. — 1599.
(4) 1628. — 1631.
(5) 1645. — 1675.
(6) 1698. — 1724.
(7) 1743. — 1789.
(8) 1790. — 1802.

La Révolution française a détruit ce témoin du passé,
ce monument autour duquel a grandi la ville de Boulogne. Mais, de ses pierres dispersées, un nouveau
temple s'élève, poussé activement par une main persé-
vérante.

Un vénérable ecclésiastique, aujourd'hui prélat de la
maison du Saint-Père et protonotaire apostolique *ad
instar participantium*, Mgr Haffreingue, à qui Dieu
a inspiré le dessein et donné la force de mener à terme
une œuvre aussi grandiose, travaille depuis trente-deux
ans à l'érection de cet édifice.

Il commença en 1827 ; et, ne trouvant pas à cette
époque un ouvrier qui sût tailler une ogive, ni découper
un clocheton, il dut renoncer à adopter le style national
des âges chrétiens. Ce fut à la Renaissance italienne
qu'il demanda ses inspirations. Mais, imitateur plus que
copiste, il voulut donner à son travail un caractère spécial qui fût plus en harmonie avec l'idée chrétienne
d'une église. Il conserva la distribution de l'ancienne
cathédrale, sur les fondements de laquelle sont posés les
murs de la nouvelle. Toutefois, le dôme, œuvre à part, —
sur laquelle vient s'appuyer la tête de la croix latine
formée par l'église, —réduit à deux travées seulement
les proportions de l'ancien chœur. Ce dôme, avec ses
sept chapelles, dont la principale est celle de N.-D., est
le seul de l'univers qui soit consacré à l'Immaculée-
Conception de la Mère de Dieu. Il doit porter au-dessus
de la ville et du monde la statue de celle qui en est la
gloire et la suzeraine : *Urbis et Orbis honos* (1). Il est

(1) Cette antique devise était écrite au-dessus de la porte de

le point le plus apparent, le monument le plus élevé qui,
avec la Colonne de l'Empereur, signale à l'Angleterre et
au monde les deux plus grandes préoccupations de la
France : la Religion, la Patrie.

Dominé par la pensée chrétienne du principe vertical
dans l'architecture, Mgr Haffreingue n'a pas adopté les
proportions réduites de l'art antique. On sait, du reste,
que les anciens étaient loin d'apporter dans leurs constructions cette régularité que les modernes ont créée, en
prenant la moyenne des différences remarquées dans les
monuments de la Grèce et de Rome. Sur les colonnes,
Mgr Haffreingue n'a pas fait passer le niveau écrasant
des corniches grecques ; il y a dressé l'arc plein-cintre.
De plus, afin d'élancer encore son édifice, il a imité les
galeries de l'époque gothique, et superposé l'une à
l'autre deux voûtes, dont l'une percée à jour, laissera
voir les peintures qui couvriront l'*intrados* de l'autre.
Cette disposition toute nouvelle lui permettra de repré-

notre ville, où les Mayeur et Echevins firent placer en 1659 l'image de N.-D. « exprimée en relief, tenant un cœur dans la main
droite et posée dans un bateau où plusieurs Anges servent de
Pilotes. » (Le Roy, sup. cit. p. 193). Quant au titre de Suzeraine,
on sait généralement qu'il fut décerné à notre Vierge par
Louis XI, qui lui fit hommage du comté de Boulogne en 1478.
La plupart de ses successeurs imitèrent son exemple. Ils payaient
à notre église « *les reliefs, tiers de chambellage et autres droits
seigneuriaux pour ce deubs a muance de vassal ;* » et devaient
« *offrir et présenter devant ladite Dame un Cœur en espèce et
figure de métail d'or, de la pesanteur de treize marcs d'or.* »
(Lett. de Louis XI, données à Hesdin, au mois d'avril 1478, ap.
Le Roy, pp. 102 et suiv.)

senter, dans un mystérieux et symbolique éloignement, le séjour immatériel des bienheureux.

Sous l'empire de ces idées, dont nous ne faisons qu'esquisser les principales, le pieux architecte a voulu, en relevant l'église de Boulogne, mettre sous les yeux des fidèles qui la fréquentent, un tableau complet de la vie de l'Église dans le temps et dans l'éternité. En même temps que les splendeurs imagées des vitraux et des voûtes représenteront les joies futures de la cité sainte aux pèlerins de ce monde agenouillés sur les dalles, les murs historiques de la crypte leur retraceront les exemples des saints qui nous ont précédés, et l'histoire des dix-neuf siècles de la Cité chrétienne sur la terre. Ces galeries souterraines sont de plus une sorte de musée d'antiquités, qui abrite les restes de notre ancienne église; et c'est là particulièrement ce qui nous a engagé à écrire cette notice.

NOTICE

SUR

LA CRYPTE DE L'ÉGLISE NOTRE-DAME

DE BOULOGNE.

———◆———

La Crypte de l'Église Notre-Dame de Boulogne est une vaste construction souterraine, qui s'étend sous tout l'édifice supérieur, mais qui n'en a point la régularité ; car, pour ne pas compromettre la solidité du monument principal, on a dû diviser en de nombreux compartiments les diverses salles qui la composent. Quelques-unes de ces salles sont anciennes ; d'autres ont été faites par Mgr Haffreingue. Cependant, presque partout, on retrouve le pied des murs de l'église précédente, ce qui permet d'en observer l'architecture et la distribution.

Afin de procéder avec ordre et d'établir dans ce dédale multiple quelques points de reconnaissance, nous diviserons cette Crypte en huit parties principales, savoir : cinq pour la haute église, qui sont : 1° *la* CRYPTE CEN-TRALE, sous les deux travées du chœur (1) ; 2° *la* CRYPTE

(1) Nous parlons du chœur actuel, ou pour mieux dire, de la tête de la croix. L'ancien chœur descendait un peu au-dessous ;

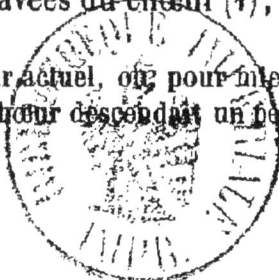

latérale du NORD (1) s'étendant sous les *carolles* et les chapelles de ce côté; 3° *la* CRYPTE *latérale du* SUD, occupant l'espace qui est parallèle à la précédente ; 4° *la* CRYPTE *supérieure, ou du* DÔME, embrassant presque tout le terrain circonscrit par cet édifice ; 5° *la* CRYPTE ABSIDALE, dont le nom indique assez la position. Puis, trois pour la basse église ; c'est-à-dire : 6° *la* CRYPTE *du* TRANSSEPT ; 7° *la* CRYPTE BASSE (2) de la nef ; 8° *la* CRYPTE HISTORIQUE (3) des aîles et des chapelles environnantes.

Abordons séparément la description de ces huit parties; et, après avoir signalé le rôle que remplit chacune d'elles dans le plan général de Mgr Haffreingue, étudions, au point de vue archéologique, les nombreux restes d'antiquités qu'elles renferment.

---

et comme la Crypte centrale est quelque peu engagée sous le dôme, elle comprenait autrefois au moins trois travées de l'église supérieure.

(1) N. B. Notre église n'est que faiblement orientée, elle est plus au N.-E. qu'à l'E. Pour désigner les différentes parties dont elle se compose, *nous la supposerons toujours régulièrement orientée.*

(2) Nous l'appelons ainsi parce qu'elle est la plus profonde de toutes, ayant presque 5 mètres de hauteur sous voûte.

(3) Ainsi nommée parce qu'elle a reçu pour décoration l'histoire des dix-neuf siècles de l'église. C'est aussi dans cette partie que se trouvent les plus curieux débris d'architecture.

PREMIÈRE PARTIE.

CRYPTE CENTRALE.

DESCRIPTION. — La première partie de la Crypte, découverte en 1827, sous les trois premières travées de
l'ancien chœur, est la plus ancienne de toutes ces subs-
tructions. Elle a 14 mètres de longueur et 9 mètres 65
centimètres de largeur. Chacun de ses murs latéraux est
décoré de quatre colonnes avec bases et chapiteaux antiques. Le diamètre des colonnes est de 50 centimètres ; la
hauteur de leur fût n'est que d'un mètre 55 centimètres.
Quatre pierres carrées, ayant évidemment servi de bases
à d'autres colonnes, occupaient symétriquement le centre
de cette chapelle. Les colonnes qu'on y voit maintenant
ont été rétablies sur le modèle de celles qui restaient.

Les chapitaux, dont les uns ont été retrouvés sur
place, et les autres, empruntés aux colonnes des ailes (sud
et nord) de l'ancienne cathédrale, lesquelles n'avaient
pas été complètement démolies, appartiennent au style
romano-byzantin (1). Les volutes sans ornements, les
feuillages entrelacés, les animaux fantastiques, avec
tête unique et double corps (2), ainsi que divers dessins,

(1) Pour compléter le nombre des chapiteaux, on a dû en copier quelques-uns. L'œil exercé des archéologues les reconnaîtra
facilement.

(2) Un chapiteau tout semblable, quoique de moindre propor-

trop frustes pour être décrits, indiquent le xiᵉ ou le xiiᵉ
siècle. On sait l'immense variété de bases qui se pro-
duisit dans le style de cette période architecturale, et la
difficulté qu'elles offrent à un classement régulier. Les
nôtres sont très-simples et n'accusent pas aussi fran-
chement que les chapitaux l'époque à laquelle elles
remontent.

Quant aux peintures, les murs de cette partie n'en
portaient que de faibles traces. Les deux colonnes du
fond présentaient seules un dessin bien conservé (1) ;
c'est ce dessin qui a servi de modèle pour la décoration
de toutes les autres. Il est regrettable qu'on ait retouché
ces deux colonnes primitives (2). Nous constatons l'an-

tion, se trouve au portail de l'église prieurale de saint Michel du
Wast, à trois lieues de notre ville. Cette église a été construite
vers 1095, par la bienheureuse Ide de Lorraine, comtesse de
Boulogne.

(1) Ces peintures consistent en chevrons alternés, de gueules
et de sinople, dont les pointes s'arrondissent et descendent en
pommettes. Une ligne blanche sépare chaque rangée de chevrons.
« Les églises romano-byzantines, dit M. Batissier, (Eléments
d'archéologie nationale, p. 494 et suiv.) étaient couvertes de
peintures. *Les fûts des colonnes en étaient aussi ornées.* » Les
cryptes durent l'être comme le reste, et nous ne voyons pas la
raison qui les aurait soustraites à cette règle générale d'ornementation, importée chez nous à la suite des croisades.
Cf. Les divers cours d'archéologie, et surtout les *Instructions
du comité historique des arts et monuments*, pp. 87 et sv.

(2) Des huits colonnes qui sont aux murs latéraux, les deux
qui se correspondent, au fond oriental de la crypte, étaient che-
vronnées de gueules et de sinople, comme nous venons de le
dire ; mais, chacune des quatre suivantes avait été peinte uni-

tiquité du dessin ; c'est tout ce que nous pouvons faire ; mais il eût peut-être été plus regrettable encore de les voir s'effacer pour toujours sous l'action de l'air.

Les deux portes latérales communiquaient chacune à un escalier qui correspondait avec l'église supérieure (1). On y remarque encore des gonds de fer, et les entailles qui dans la pierre opposée devaient recevoir les verroux.

Lors des fouilles qui ont été faites dans cette partie, on a reconnu les traces d'un ancien pavement, « qui
» était formé de carreaux de terre cuite, dont plusieurs
» ont été retrouvés intacts. Ils étaient peints en rouge
» et blanc, et de dessins variés. Les uns représentaient
» une grande fleur de lys, placée de coin en coin ; les
» autres étaient couverts d'un semis de cette fleur; d'au-
» tres, enfin, offraient aux regards un aigle éployé
» posé en bande. » Comme ces carreaux ne sont point parvenus jusqu'à nous, nous en empruntons la descrip-tion aux *Notes archéologiques et historiques*, publiées par MM. P. Hédouin et Abot de Bazinghen, dans les additions à l'histoire de N.-D. de Boulogne, imprimée en 1839 (2). Il nous serait difficile de nous prononcer sur l'antiquité de ces restes de pavement. Nous préférons

formément en brun ou en rouge, de manière cependant à ce que les couleurs fussent alternées, pour offrir à l'œil de la variété. Les deux du fond occidental ne paraissaient pas avoir reçu cette décoration.

(1) Ces escaliers, dont on n'a rencontré que quelques marches, se dirigeaient vers les transsepts, en dehors des deux premiers piliers du chœur.

(2) P. 214.

nous abstenir d'en hasarder la date, bien qu'ils nous paraissent, à la rigueur, pouvoir remonter jusqu'au xii⁰ siècle.

ORIGINE. — Cette Crypte a été l'objet d'appréciations fort différentes. Les uns, placés sous l'empire de préoccupations historiques, ont voulu voir dans ce temple l'antique chapelle du viie siècle, sur les fondements de laquelle la légende rapporte que la Vierge fit élever une église plus somptueuse (1). D'autres se refusent à cette idée ; et, se laissant guider par la seule inspection des caractères architectoniques, flottent entre le ixe et le xii* siècle, selon qu'ils tiennent plus ou moins compte des chapiteaux, des bases, des fûts ou des peintures.

Pour nous, — sans vouloir pourtant regarder notre opinion comme de tout point inattaquable, — nous pensons que cette chapelle souterraine n'est autre que la Crypte de l'ancienne église, et qu'elle a été bâtie avec elle, au commencement du xiie siècle.

Ceux qui ont cru y trouver une église primitive, n'ont pas assez considéré l'exiguité du local, à peine suffisant pour contenir la population du plus petit de nos villages (2) ; ils n'ont pas assez expliqué la coïncidence de ses

(1) C'est l'opinion des deux rédacteurs des *Notes archéologiques et historiques*, déjà citées. (Hist. de N.-D. de Boulogne, édit. 1839; pp. 207 et sv.)

(2) A quelques mètres de la crypte centrale dont nous nous occupons, on a découvert (sous la nef et l'aile Sud) une construction, selon toute apparence, *gallo-romaine*, et abandonnée depuis longtemps. Elle nous fournit un nouvel argument en faveur de notre thèse. Comment se pourrait-il faire, qu'en présence d'un édifice de 20 mètres de long sur 10 de large, dont le

murs latéraux avec les fondations du chœur; ils
ont fait trop bon marché de l'objection que soulevait contre leur système l'existence des deux escaliers; ils se
sont trop reposés sur la simplicité de l'architecture, qui
dans les cryptes est généralement peu ornée ; enfin, ne
pouvant faire remonter les peintures, le pavé, les escaliers, plus haut que le xi⁰ ou le xii⁰ siècle, ils ont été
forcés d'admettre que l'église supérieure avait été élevée
au-dessus de cette chapelle devenue crypte, et ils en ont
rapporté la ruine à l'année 1544, où les Anglais, maîtres
de notre ville, détruisirent une partie du chœur, et sur
son emplacement élevèrent une sorte de boulevard (1).

sol était plus élevé même que celui de la crypte, et dont les murs
très-épais et très-solides, offrant encore 1 mètre 40 centimètres
d'élévation, pouvaient être si facilement réparés, on fût allé bâtir
un édicule, moindre de moitié, orné de colonnes et de chapitaux
sculptés à grands frais, et à peine capable de contenir cent personnes. Les chrétiens de la Haute-ville étaient donc alors bien
peu nombreux, et cependant bien prodigues ?

(1) Au témoignage de Luto (*Description de la ville de Boulogne*,
ms., p. 8.) Le chevet de l'église, *jusqu'aux* premières arcades du
chœur, appartenait au style gothique, tandis que le reste, jusqu'au mur occidental, était d'une architecture plus ancienne; or,
la crypte se trouvait justement sous les premières arcades, ou
travées du chœur, ce n'est donc pas sur ses ruines que les Anglais
élevèrent leur boulevard. L'archidiacre Le Roy ne dit pas non
plus (*op. jam cit. p.* 127) que les Anglais aient renversé le
chœur, il ne parle que de la *chapelle* de N.-D. L'emplacement
de cette chapelle plus rapprochée du rempart était effectivement
plus convenable à leur dessein que le centre de l'église. S'il fallait
nous prononcer sur l'époque à laquelle cette crypte a été comblée, nous inclinerions à penser que ce fut au commencement du

La hauteur des murs et des colonnes de notre Crypte, —dont les chapiteaux touchaient presque au niveau du pavé de l'ancien chœur,—a pu contribuer à fortifier l'opinion de ceux qui ont cru que cette construction n'avait pas toujours été souterraine. Mais cette raison ne suffit pas pour trancher toutes les difficultés que nous venons d'exposer. Les cryptes qui existent encore sous le chœur de quelques églises, ont nécessité une élévation, quelquefois extraordinaire, du sol de ce chœur, au-dessus de celui des nefs (1). Or, quand une crypte venait à être comblée, pour une cause quelconque, cette anomalie, n'ayant plus sa raison d'être, devait cesser. Du reste, les partisans de l'opinion que nous combattons, font coexister pendant un certain laps de temps, *la chapelle-crypte* et l'église supérieure du XIIe siècle (2).

A notre avis, il est impossible qu'il n'en ait pas été ainsi. Cette Crypte, quelle que soit l'origine qu'on veuille lui assigner, a existé en même temps que l'église du XIIe siècle, et sous le chœur de cette même église ; sans quoi l'on ne pourrait s'expliquer la présence des peintures et du pavement qu'on y a trouvés, ni rendre compte des difficultés que nous avons précédemment soulevées.

Nous avons dit que nous ne pensons pas qu'elle ait

XIVe siècle, alors que Laurent de Condète, abbé de N.-D., fit faire le *neuf caveçh* (nouveau chevet, ou nouveau chœur), commencé le 15 mai 1302.

(1) Cf. Daniel Ramée. *Hist. gén. de l'Architecture chez tous les peuples*, t. II, p. 817.

(2) *Notes archéologiques et historiques*, déj. cit. p. 211.

été bâtie avant cette époque, et nous avons donné les raisons qui motivent notre opinion. Cependant, ne connaissant pas les dimensions de l'église qui précéda celle du xii° siècle, et dont nous n'avons pas retrouvé les fondations ; n'ayant plus que quelques pierres de ce dernier édifice que la Révolution a dévoré, nous ne saurions dire s'il n'avait pas été greffé sur un autre plus ancien et de même étendue que lui ; et si, dans cette hypothèse, la Crypte n'a pas pu être conservée dans la nouvelle construction, pour y servir aux mêmes usages que dans la précédente, — ce qui donnerait libre carrière aux conjectures de ceux qui veulent la faire remonter plus haut.

Disons un mot de l'origine et de la destination des cryptes, sans entrer dans de longs détails sur ce sujet ; car ils seraient déplacés dans un travail comme le nôtre.

Dans les premiers siècles de l'Église, les chrétiens, poursuivis par les persécutions, s'assemblaient dans les lieux les plus retirés, dans des souterrains connus d'eux seuls et appelés *cryptes*, du mot grec *krypte, cachette*. Plus tard, lorsqu'ils eurent converti la société toute entière, ce fut la plupart du temps au-dessus de ces cryptes qu'ils élevèrent leurs basiliques. Le sentiment religieux qui avait fait ériger alors les églises sur les cryptes primitives, porta, pendant les siècles suivants, les architectes à bâtir une église souterraine sous l'église extérieure en commémoration des anciens jours. Cette crypte régnait ordinairement sous le sanctuaire mais parfois aussi elle s'étendait sous l'édifice entier (1).

(1) Cf. Cours d'archéologie sacrée, par M. l'abbé Godard, pp. 120 et svv. Cours d'antiquités monumentales, par M. de Caumont, pp. 71, 123.   1.

Notre chapelle souterraine, décorée avec une certaine magnificence, a dû servir, comme ailleurs, à renfermer les ossements des Saints, peut-être aussi à conserver les archives et les trésors de l'église (1). Des entailles sont restées aux bases des colonnes, comme si l'on y avait établi des stalles. Cette Crypte aurait-elle donc eu un autel, et y aurait-on célébré les Saints Mystères ? Ou bien faut-il ne voir dans cette particularité que les traces du placement des châsses ou des armoires, destinées à contenir les saintes reliques ? C'est ce qu'il est bien difficile de déterminer.

Dans aucune de nos cryptes·il n'existe de voûtes anciennes : toutes ont été faites par Mgr Haffreingue, avant que les terres et les décombres eussent été déblayés. La solidité de l'édifice réclamait cette mesure. C'est là ce qui explique comment, dans cette chapelle, les voûtes n'ont pas été mises en harmonie avec la construction *romano-byzantine*. Les arabesques dont la voûte et les murs sont décorés, se rattachent au plan général d'ornementation, adopté pour tout l'ensemble des cinq cryptes de la haute église.

DÉCORATION.— Les murs de cette partie de la Crypte sont consacrés à rappeler le souvenir de l'apparition de Notre-Dame de Boulogne. A côté des portes laté-

(1) Dans la vieille basilique de St. Bertin, à St.-Omer, on a retrouvé dernièrement un caveau souterrain qui servait à renfermer les titres et les archives du monastère. Il y avait, dit-on, autrefois dans ce caveau trois grands coffres bardés de fer, remplis de chartes précieuses que la Révolution a dispersées.

Cf. Mém. de la Société des Antiquaires de la Morinie, T. VII, pp. 55 et 56.

rales, on lit ces vers, qui étaient brodés sur les tapis-
series historiques dont on parait l'ancienne cathédrale
au xve siècle :

> Comme la Vierge à Boulogne arriva
> Dans ung batteau que la mer apporta
> En l'an de grâce, ainsy que l'on comptoit,
> Pour lors au vray, six cens et trente trois.

En regard est ce distique latin, que nos pères avaient
gravé sur la couverture d'argent de l'ancienne Bible,
trouvée avec l'Image dans le bateau de Notre-Dame:

> Affert Boloniam navis abs ductore Mariam
> Lac umbilicum et thema theologicum.

Dans les entrecolonnements se trouvent reproduites
les quatre scènes principales de l'apparition de Notre-
Dame et de l'origine de l'église, tirées d'un manuscrit
de la fin du xve siècle. Le premier tableau retrace l'arrivée de la sainte Vierge dans le port, où elle est saluée
par les bourgeois et manans accourus « tout esbahis »
à cette vue ; — le deuxième montre la sainte Vierge
traçant au cordeau l'emplacement d'une grande église
autour d'une petite chapelle de pauvre apparence, et
faisant découvrir un trésor pour subvenir aux frais de
la construction ; — le troisième représente le départ
de la sainte Vierge, et les bourgeois plantant un pieu
commémoratif, à l'endroit où le bateau avait abordé ;
— dans le quatrième on voit les bourgeois et manans
occupés à la construction d'une nouvelle église ; —
dans deux enfoncements on remarque deux autres
tableaux, extraits du même manuscrit, où l'on voit
d'un côté un intérieur de l'ancienne chapelle de Notre-
Dame, et de l'autre saint Éloi enchâssant des reliques
sur l'autel de la même chapelle, d'après la légende,

TOMBEAUX. — Depuis que cette Crypte avait été comblée, elle avait servi, comme les autres parties de l'ancienne église, à l'inhumation des hauts dignitaires du clergé, de la magistrature et de l'armée (1). Leurs ossements ont été recueillis et déposés dans une tombe commune avec ceux qui proviennent des deux cryptes latérales. Sur les tables de marbre noir qui recouvrent ces ossements, on lit les trois inscriptions suivantes :

CUSTODIT DOMINUS OMNIA OSSA EORUM.

QUÆ VETERI IN TEMPLO MARIÆ DISPERSA JACEBANT,
HOC TUMULO PIETAS NUNC SIMUL OSSA TEGIT.

EXULTABUNT OSSA HUMILIATA.

SECONDE PARTIE.

CRYPTE LATÉRALE DU NORD.

La Crypte latérale du nord est très-ancienne. Elle forme un carré long qui s'étend sous l'aîle nord du chœur, le bas-côté correspondant et jusque sous le dôme

(1) Nous avons publié une notice spéciale sur ces inhumations. Elle contient les noms d'un grand nombre de personnes appartenant à d'anciennes familles du Boulonnais et des environs. Nous y renvoyons ceux qui désireraient avoir des détails plus étendus sur les tombeaux de la Crypte.

de l'église actuelle, parallèlement à la crypte centrale. Dans l'ancienne église, elle se trouvait sous les trois premières travées des carolles et sous les chapelles adjacentes. On y avait accès par l'escalier de droite, lequel communiquait aussi avec la crypte centrale ; mais, au moment de la révolution, elle n'avait déjà plus de voûte, et, depuis un certain temps, elle était comblée comme la précédente. Sa longueur est de 11 mètres 65 centimètres (1), sur une largeur de 7 mètres 25 centimètres (2). Ces deux cryptes étaient distinctes l'une de l'autre ; et le sol de la crypte latérale était même plus bas (3).

Dans l'état où est cette Crypte, il paraît assez difficile, au premier abord, de retrouver les quatre murs qui la circonscrivent. Cependant, en faisant abstraction des massifs de maçonnerie, qui l'embarrassent à l'intérieur et qui semblent n'en faire qu'un labyrinthe de corridors sans suite (4), on arrivera sans beaucoup de peine à ressaisir l'ensemble de la construction primitive.

(1) Dans cette longueur nous ne comprenons pas le corridor occidental, qui n'appartient pas à la crypte ancienne.

(2) Le mur oriental est un peu moins large ; car la construction n'est pas parfaitement régulière.

(3) Auprès de l'ancienne porte qui se trouve au coin sud-ouest de l'édifice, et dont on voit encore les gonds, on a trouvé trois marches qui sont restées enfouies dans le sol. Le pavé ancien n'a pu être retrouvé ; la position seule des bases des colonnes peut en indiquer la place.

(4) Nous avons déjà fait observer que ces massifs ont paru nécessaires pour soutenir les piliers de l'église actuelle.

Les murs extérieurs de cette Crypte sont couverts
d'anciennes peintures, qu'on a retrouvées fraîches et
vives, malgré les terres et les décombres qui l'emplis-
saient. Ces peintures imitent une balustrade qui ferait le
tour de l'édifice. Les colonnettes qui la composent sont
surmontées d'ogives et de trèfles, sur lesquels passe
l'architrave. Au-dessus, on voit naître les encadrements
d'une série de petits tableaux (1) dont un seul est complet. Il représente, à ce que l'on croit, l'apôtre saint
Paul avec l'épée qui lui sert d'attribut. Ce tableau a été
un peu retouché, ainsi que plusieurs parties de la balustrade. Toutefois, il y reste encore un bon nombre d'endroits où le pinceau du peintre moderne n'a pas été
appliqué (2).

(1) On en comptait six sur chaque mur longitudinal. Le mur
du fond n'en offre que deux ; probablement le mur occidental, qui
est resté compris dans le grand bloc de maçonnerie, en avait
aussi deux : ce qui porterait à seize le chiffre total des tableaux.
La partie supérieure du mur de cette crypte avait été rasée lors
de la démolition des voûtes ; c'est ce qui nous prive des détails,
assurément curieux, que cette galerie eût offerts à l'histoire de
la peinture murale et à l'iconographie chrétienne. Ces tableaux
et ces peintures avaient été exécutés avec soin et même avec
magnificence ; car le nimbe qui, entoure la tête du seul personnage respecté par le temps, a été doré.

(2) Depuis qu'elles ont été découvertes, ces anciennes peintures se sont notablement effacées au contact de l'air, et nous
n'oserions dire qu'elles subsisteront encore longtemps. Il im-
portait dès lors de les copier scrupuleusement, afin d'en conserver la mémoire. C'est ce qu'on a fait ; et toutes les murailles
nouvelles reproduisent partout la série des ogives et des tableaux.

Le mélange habile des couleurs, où dominent le rouge, le vert et le noir, doit être étudié avec soin par MM. les archéologues. Nous croyons qu'il existe peu de monuments où l'on trouve des peintures analogues.

Le mur oriental de cette partie de la Crypte a été percé de trois ouvertures en forme de fenêtres. Deux sont encore visibles. La troisième a disparu derrière les murs de fondations et sous les pierres de la voûte ; car elle se trouvait plus élevée que les autres. Elles étaient toutes sans ornements. Des deux qui restent, l'une est carrée, l'autre est en plein cintre. Dans cette dernière, on a représenté l'image de la Vierge Boulonnaise dans son bateau, d'après le sceau du Chapitre de notre ancienne cathédrale (1).

On a tout lieu de croire qu'une rangée de colonnettes, dont deux fragments ont été retrouvés sur place, servait à diviser cette salle en deux parties, dans le sens de sa longueur (2). Les deux bases et le reste de fût qu'on a pu conserver, semblent appartenir à l'architecture du xiiie ou même du xive siècle. Elles ont reçu, comme les

(1) Mgr Haffreingue avait fait peindre dans cette crypte, en 1844, un grand nombre de tableaux représentant des personnages qui appartiennent à l'histoire de l'église de Boulogne. Il n'en reste plus que quelques-uns. Le plus étendu rappelle le mariage d'Edouard II, roi d'Angleterre, avec Isabelle de France, célébré dans la vieille Abbatiale de N.-D., en 1308.

(2) Nous devons dire, cependant, que les colonnes sont assez rapprochées du mur longitudinal (sud), pour permettre de supposer qu'une seconde rangée se trouvait à égale distance du mur opposé. En ce cas, l'édifice eut été divisé en trois parties, éclairée chacune par une des fenêtres du mur oriental.

murs, une peinture dont on reconnaît encore les traces.

ORIGINE. — Il nous paraît assez difficile d'établir d'une manière certaine la date de cette Crypte, et plus difficile encore d'en déterminer la destination. Les minces colonnes qui en soutenaient la voûte, les peintures dont nous avons parlé, révèlent sans contredit l'influence de la période ogivale (1). Mais, comment cette construction souterraine existait-elle là, au xiiie siècle, sous les murs de l'église du xiie, à côté d'une crypte plus ancienne, dont elle ne faisait point partie, et avec laquelle elle offrait si peu de ressemblance ? Sur quoi reposaient les murs et les piliers qui séparaient les *carolles* des chapelles latérales du chœur ? Pourquoi ces ouvertures dans le mur oriental, et dans la partie inférieure de ce mur ? — A ces diverses questions nous n'avons pas encore trouvé de solutions pleinement satisfaisantes (2).

(1) Plusieurs archéologues distingués, qui ont visité avec nous cette partie de la crypte, et, entre autres, le R. P. Arthur Martin, admettent volontiers que les peintures puissent remonter au xiiie siècle.

(2) C'est en vain que nous demanderions à l'histoire locale le moindre renseignement sur l'existence d'une crypte sous le pavé de la cathédrale. L'antique monastère de Notre-Dame ne nous a légué aucune chronique, aucun cartulaire. Les Anglais ont dévasté nos archives en 1544. Le chanoine Le Roy, qui a pu trouver encore quelques pages, arrachées à la destruction, ne nous a rien transmis sur ce sujet. Le seul J. F. Henry, dans son *Essai historique sur l'arrondissement de Boulogne*, a parlé d'une crypte, située, dit-il (p. 269), « à la gauche de l'entrée principale de la cathédrale. » Mais en vérifiant cette assertion dans les *manuscrits* de son auteur, nous avons reconnu qu'il ne s'agissait que d'une cave, nommée le *bas chapitre*, et pratiquée sous l'ancienne salle capitulaire.

Peut-être cette partie de la Crypte est-elle aussi ancienne que l'autre ; car des vestiges de peintures, anté-
rieures à celles qui constituent les balustrades et les
tableaux, se font remarquer en plusieurs endroits sur
les murs (1). Ce sont des carrés de 16 centimètres de
hauteur sur 25 de base, formés par une ligne blanche,
et couvrant toute la superficie du mur. Si cette décoration
a été employée pendant la période *romano-byzantine*,
elle pourrait servir à prouver que les deux cryptes sont
jumelles et datent de la même époque. Mais ce fait ne
nous paraît pas encore entièrement démontré.

Pour ce qui est du soutenement des murs et des piliers,
nous ne pouvons aisément nous en rendre compte. Nous
dirons seulement qu'on a trouvé, presque au centre de
cette Crypte, un massif d'ancienne maçonnerie, de forme
ronde, et disposé avec une certaine régularité. Était-ce
un des supports ? En pareille matière, il est souvent
plus raisonnable de s'en tenir à de simples conjectures
que d'affirmer d'une manière positive.

La question des ouvertures nous embarrasse un peu
moins que les autres. On sait que notre cathédrale a été
bâtie sur un plan incliné, et que le sol sur lequel reposent les murs latéraux du sud, est plus élevé que celui
sur lequel s'appuient ceux du nord. On sait aussi que
les édifices s'entassent peu à peu dans la terre où ils
sont dressés, et que, du reste, dans les villes surtout, le
sol s'élève par l'effet des diverses constructions secon-
daires qui durent peu et se renouvellent incessamment.

(1) Notamment sur celui qui sépare cette crypte de la crypte
centrale.

Il n'est donc pas difficile de croire que le sol de l'ancien jardin de l'Evêché se soit trouvé, après six cents ans, élevé d'un mètre et même plus, au point d'enterrer assez profondément les fenêtres de cette Crypte.

Quoiqu'il en soit de tout ceci, nous dirons avec le poëte ;

Si quid novisti rectius istis,
Candidus imperti ; si non, his utere mecum (1)

TROISIÈME PARTIE.

CRYPTE LATÉRALE DU SUD.

La Crypte latérale du sud est parallèle à celle dont nous venons de parler. Elle est aussi divisée en de nombreux compartiments; mais ses murs n'offrent aucun vestige d'antiquités.

DÉCORATION. — Cette partie de la Crypte ouvre l'histoire du *Nouveau* Testament (2). Les murs sont ornés des statues en pied du Précurseur, des douze Apôtres avec leurs attributs, et des quatre Évangélistes ; une scène plus large, d'après Overbeck. retrace la Prédication de N.-S aux Juifs. Dans deux caveaux séparés,

(1) Horace Epit. I. vi. 67.

(2) L'*Ancien Testament* est dans le croissillon sud. Voyez *sixième partie*. No 1.

on trouve, 1º l'Étable de Béthléhem ; 2º la Maison de Nazareth, avec les différentes scènes qui rappellent l'histoire de la Sainte Famille et la vie cachée du DIEU fait HOMME. C'est comme la préface et l'annonce de la vie de MARIE, mère de Dieu, que l'on peut lire sur les murs de la division suivante.

QUATRIÈME PARTIE.

CRYPTE DU DOME.

La Crypte du Dôme n'est pas ancienne : elle doit son existence aux grands travaux souterrains qui ont été faits pour établir les fondements de cette portion de l'église. Sa disposition est assez compliquée. Huit compartiments, en forme de chapelles, correspondent aux chapelles supérieures du dôme. Les murs qui les séparent les uns des autres, sont reliés entre eux par des arcades, et s'appuient en outre sur une voûte centrale, laquelle est soutenue par des piliers en maçonnerie. Ces piliers, ces arcades et ces murs, convergent tous vers les arêtes intérieures du Dôme, dont la base offre une disposition octogonale. Des huits compartiments, dont nous venons de parler, sept seulement appartiennent à cette IVᵉ partie ; le huitième, qui se prolonge sous la chapelle absidale, forme une division à part.

Pour plus de clarté d'abord, et ensuite parce que le

sujet s'y prête naturellement, nous subdiviserons en trois parties cette vaste Crypte du Dôme, qu'il est difficile de décrire avec méthode.

Première Subdivision.

Comprenant les trois compartiments de la façade du Dôme.

Mgr Haffreingue a consacré cette portion de la IVe Crypte à rappeler le souvenir des douze évêques qui ont occupé le siége de Boulogne. Il y a fait peindre leur portrait, avec une inscription qui indique le nom de chacun d'eux, la date de leur intronisation et celle de leur mort (1).

Nous croyons devoir reproduire ici ces inscriptions, qui sont de nature à faire rectifier plus d'une date dans beaucoup d'ouvrages historiques.

1°

I. EPISCOPUS BOLONIENSIS

CLAUDIUS ANDREAS DORMY

SEDIT 3 APRILIS 1570

OBIIT 19 FEBRUARII 1599

JACET IN HAC ECCLESIA.

2°

II. EPISCOPUS BOLONIENSIS

CLAUDIUS DORMY

SEDIT 21 XBRIS 1600

OBIIT 30 XBRIS 1626

JACET PARISIIS.

(1) La série des portraits authentiques des douze évêques de Boulogne est conservée dans un des salons de l'ancien Palais Épiscopal.

3°

III. EPISCOPUS BOLONIENSIS
VICTOR LE BOUTHILLIER
SEDIT 6 AUGUSTI 1628

OBIIT 12 VIIBRIS 1670

JACET TURONIS.

4°

IV. EPISCOPUS BOLONIENSIS
JOANNES DOLCE
SEDIT 1 MARTII 1633

OBIIT 8 FERRUAR. 1684

JACET BAIONAE.

5°

V. EPISCOPUS BOLONIENSIS
FRANCISCUS DE PERROCHEL
SEDIT 6 AUGUSTI 1645

OBIIT 8 APRILIS 1682

HIC JACET.

6°

VI. EPISCOPUS BOLONIENSIS
NICOLAUS LADVOCAT-BILLIAD
SEDIT 27 AUGUSTI 1677

OBIIT 11 APRILIS 1684

JACET IN HAC ECCLESIA.

7°

VII. EPISCOPUS BOLONIENSIS
CLAUDIUS LE TONNELIER DE BRETEUIL
SEDIT 18 MARTII 1682.

OBIIT 8 JANUARII 1698

JACET PARISIIS.

2

8°

VIII. EPISCOPUS BOLONIENSIS

PETRUS DE LANGLE

SEDIT 4 MARTII 1699

OBIIT 12 APRILIS 1724

JACET IN HAC ECCLESIA.

9°

IX. EPISCOPUS BOLONIENSIS

JOANNES-MARIA HENRIAU

SEDIT 28 IXbris 1724

OBIIT 23 JANUARII 1738

JACET IN HAC ECCLESIA.

10°

X. EPISCOPUS BOLONIENSIS

AUGUSTINUS-CÆSAR D'HERVILLY DE DEVISE

SEDIT 23 IXbris 1738

OBIIT 11 VIIIbris 1742

JACET IN ECCLESIA DE DIÉVAL.

11°

XI. EPISCOPUS BOLONIENSIS

FR.-JOS.-GASTO DE PARTZ DE PRESSY

SEDIT 7 IXbris 1743

OBIIT 8 VIIIbris 1789

JACET IN HAC ECCLESIA.

12°

XII. EPISCOPUS BOLONIENSIS

JOANNES-RENATUS ASSELINE

SEDIT 6 FEBRUAR. 1790

OBIIT 10 APRILIS 1813

JACET LONDINI.

Dans le compartiment du milieu, au-dessous du portrait de Mgr le Tonnelier de Breteuil, on lit l'inscription HIC JACET COR EJUS ; et, une lame de cuivre, scellée au même endroit, dans l'épaisseur du mur, nous apprend que :

ICY EST LE COEVR D'JLLVSTRISSIME ET
REVERENDISSIME, PÈRE EN DIEV
MESSIRE CLAVDE LE TONNELLIER
BRETEVIL, CONSEILLER DV ROY
EN SES CONSEILS ÉVÊQVE DE
BOLOGNE, DÉCÉDÉ A PARIS
LE HVIT JANVIER 1698
AAGÉ DE 53 ANS.
REQVIESCAT IN PACE.

Ce cœur, renfermé dans une boîte de plomb, et accompagné de deux plaques de cuivre portant l'inscription que l'on vient de lire (1), a été trouvé dans ce compartiment de la Crypte, lorsqu'on a déblayé les terres.

Sous le portrait de Mgr de Pressy, l'inscription murale, HIC JACET CAPUT EJUS, apprend également que la tête de cet illustre pontife, l'honneur de l'église de Boulogne, a été déposé dans le mur de cette Crypte (2).

(1) Ainsi que les armes de ce prélat, qui sont : d'*azur*, à *l'épervier d'or, le vol étendu, longé et grilleté aussi d'or*. Claude le Tonnelier de Breteuil a occupé le siége de Boulogne, depuis le 18 mars 1682 jusqu'au 8 janvier 1698. Son corps fut inhumé à Paris, dans l'église de Saint-Jean-en-Grève.

(2) On a cru reconnaître à divers indices la tête de ce vénérable prélat, parmi les ossements trouvés dans le caveau qui correspondait à l'emplacement du trône épiscopal. Toutefois,

Il avait été inhumé près de là, sous les marches du trône épiscopal, ainsi qu'un de ses prédécesseurs, Mgr *Nicolas* L'ADVOCAT-BILLIAD, dont on n'a pas reconnu les ossements.

Ce compartiment communique avec la crypte centrale, par une grande arcade dans le style romano-byzantin, qui a été faite par Mgr Haffreingue. On y remarque deux fragments de chapiteaux antiques qui ont été retrouvés dans les décombres. Ils proviennent de l'ancienne église; mais ils ne sont pas du même genre que ceux de la crypte centrale. Bien qu'ils nous semblent porter les caractères de l'architecture des XIᵉ et XIIᵉ siècles, nous n'oserions dire à quelle phase de cette architecture ils appartiennent. Nous en retrouverons un fragment tout semblable dans les chapelles de la VIIIᵉ crypte.

Dans le compartiment de droite, qui correspond par un étroit passage avec la crypte latérale du nord, nous mentionnerons le portrait de Mgr *François* DE PERROCHEL. Les ossements de ce vénérable ami de saint Vincent de Paul, mort en odeur de sainteté, suivant la tradition du pays, sont conservés dans le mur, au-dessous de l'inscription qui accompagne son portrait (1).

comme les autres ossements appartenaient à deux corps, l'on a été dans l'impossibilité de porter aucun jugement sûr. Il pourrait se faire qu'une partie de ces ossements fussent ceux de Mgr l'Advocat-Billiad, qui avait reçu la sépulture au même endroit.

(1) Mgr François de Perrochel, mort le 8 avril 1682, avait été enterré dans un cercueil de plomb, à peu de distance de l'an-

Dans le compartiment de gauche, ouvrant sur la crypte latérale du sud, est un grand tombeau (1) sur lequel on lit :

ON A DÉPOSÉ SOUS CETTE PIERRE TUMULAIRE LES OS-SEMENTS QUI ONT ÉTÉ TROUVÉS ÉPARS DANS LES DÉCOMBRES DE CETTE PAR-TIE DE L'ANCIENNE CATHÉ-DRALE DÉTRUITE EN 1793 (2). AU NOMBRE DE CES OS-SEMENTS DOIVENT SE TROU-VER CEUX DES ÉVÊQUES DE BOULOGNE, QUI ONT ÉTÉ IN-HUMÉS DANS CETTE PARTIE DE L'ÉGLISE.

QU'ILS REPOSENT EN PAIX.

HIC JACENT COLLECTA SEPULCRALI SUB LAPIDE OSSA QUÆ REPERTA FUERUNT IN MEDIIS SPARSA RUDERI-BUS PARTIS HUJUSCE VETE-RIS TEMPLI MARIÆ, DIRUTI ANNO 1793. HÆC INTER IM-MISCERI CREDUNTUR ET OS-SA BOLONIÆ CIVITATIS EPIS-COPORUM QUI IN HAC PARTE CATHEDRALIS ECCLESIÆ SE-PULTI SUNT.

REQUIESCANT IN PACE.

Seconde Subdivision.

Comprenant les quatre autres compartiments ou chapelles latérales du Dôme.

Mgr Haffreingue y a fait représenter, en plusieurs tableaux, l'histoire de la vie de la très-sainte Vierge, parce que c'est à cette Reine des Anges et des Saints

cienne porte latérale, au milieu de la seconde travée de l'aile sud, où on l'a retrouvé le 7 mars 1850. L'humidité du sol avait profondément rongé le peu d'ossements qu'on a pu recueillir.

(1) Ce tombeau, qui est ancien, a été trouvé vide et découvert. Nous n'avons pu savoir à qui il avait appartenu.

(2) Il faut lire 1798 et 1799.

que le dôme est spécialement consacré. Dans une des chapelles se trouve un ancien tombeau, d'une forme toute particulière ; c'est un caveau de famille, auquel on descendait par un escalier qui n'existe plus (1).

Ce tombeau renferme les ossements retrouvés dans les terres qu'on a enlevées de ces chapelles et de la crypte absidale, ainsi que l'indique l'inscription suivante :

ON A DÉPOSÉ DANS CE TOMBEAU, QUI ÉTAIT VIDE, LES OSSEMENTS QU'ON A TROUVÉS ÉPARS DANS LA CRYPTE DE LA CHAPELLE DE NOTRE-DAME ET DANS LES QUATRE CHAPELLES LATÉRALES DU DÔME.

IN HOCCE TUMULO NUPER VACUO, SEPULTA JACENT OSSA, QUÆ SIVE IN CRYPTA CAPELLÆ BEATÆ MARIÆ BOLONIENSIS, SIVE IN DOMATIS QUATUOR LATERALIBUS CAPELLIS SPARSA, REPERTA SUNT.

Les deux chapelles qui à droite et à gauche accompagnent celle de l'abside, dont nous allons parler tout à l'heure, ont reçu chacune un autel en pierre, dont le vocable n'est pas encore déterminé. Ces autels seront probablement consacrés en même temps que l'Église supérieure.

On peut remarquer dans l'une d'elle un vitrail représentant le vœu de Louis XI.

Troisième Subdivision

Formée par la partie centrale du Dôme.

Les piliers qui supportent la voûte de ce compartiment

(1) Le compartiment où est placé ce caveau correspond à l'ancienne chapelle du Saint-Sacrement (plus tard chapelle de Saint-Jacques). La famille DE PARENTY y avait sa sépulture.

ont reçu, ainsi que la voûte, une décoration polychrôme dans le style Romano-byzantin.

Nous ne parlerons pas de divers caveaux qui ont été démolis dans les fouilles de cette partie de la crypte : tous sont restés anonymes, faute de renseignements précis (1). On n'a point trouvé de sarcophages en pierre, comme dans la nef; et aucun débris d'antiquités, de quelque importance, ne s'est rencontré sous la pioche des ouvriers. Nous dirons seulement qu'un mur de fondation, octogone, mais sans caractère, dont la base est restée enfouie sous le sol de cette crypte, indiquait peut-être les limites du chevet primitif de l'ancienne église.

---

(1) En 1844, la Société des Antiquaires de la Morinie a pu interroger le sol de la vieille église de Saint-Bertin à Saint-Omer, et y faire beaucoup de découvertes intéressantes ; mais elle a travaillé à loisir, au grand jour et sans obstacle, puisque l'église ne subsiste plus. Dans notre Crypte, au contraire, les fouilles ont été faites, à la lueur des flambeaux, sous une église en construction, sous une voûte que réclamait la solidité de l'édifice. De plus, au moment où ont eu lieu la plupart de ces travaux, personne n'avait eu la pensée de rechercher dans les archives du chapitre les noms de ceux qui avaient été inhumés dans la cathédrale. Lorsque nous fûmes à même de faire le travail, il était trop tard. Du reste les sépultures modernes ne présentaient aucun indice qui eût pu aider à les reconnaître ; et, les renseignements fournis par les archives étaient trop vagues pour amener un résultat important. Quant aux sépultures anciennes, l'histoire, en l'absence des archives, ne nous en signale qu'un très-petit nombre.

CINQUIÈME PARTIE.

CRYPTE ABSIDALE.

La crypte de l'abside conserve, sur son mur longitudinal du sud, quelques-unes des colonnettes gothiques dont cette partie de l'ancienne église était décorée. Nous ne parlerons point d'un mur de fondation qu'on a rencontré derrière la première travée de cette crypte (1), ni d'un tombeau muni de barres de fer, qui se trouve encore dans l'épaisseur du mur. Un spectacle plus émouvant saisit l'âme du visiteur, et fait oublier tout le reste.

En voulant retracer dans sa crypte l'histoire de la religion chrétienne, Mgr Haffreingue ne pouvait oublier de rappeler aux fidèles le grand fait de la Rédemption du monde par le sang de l'HOMME-DIEU. La passion, la mort, la sépulture de N.-S. JÉSUS-CHRIST, devaient

(1) Ces murs indiqueraient-ils l'emplacement de l'ancienne chapelle de l'abside? Nous ne saurions rien préciser à cet égard. Seulement, comme il est probable que la partie Est du chevet du chœur a été démolie par les Anglais, et que, du reste, la chapelle, dont les colonnettes subsistent encore, est postérieure à 1544, il est permis de supposer que cette dernière chapelle n'avait pas été rétablie sur les fondements de l'ancienne. Dans les églises romano-byzantines, la chapelle orientale n'avait pas encore reçu les développements qu'on lui donna plus tard. Elle ressemblait aux autres chapelles du chœur, ainsi qu'on peut en juger d'après les plans des églises de cette époque.

dominer toutes les scènes de l'histoire ecclésiastique, de même que la Vierge de Boulogne au fond de l'abside de l'église supérieure, dominera tout l'édifice qui lui est dédié.

Divers épisodes de la sanglante passion du Sauveur sont représentés sur les murs. La nuit les enveloppe de ses voiles, tandis qu'un jour mystérieux et sombre éclaire la grotte du Sépulcre. Là, sur un autel, — où l'image du Calice et de l'Hostie sainte, découpés à jour, rappelle le sacrifice eucharistique, — repose le corps de JÉSUS. L'ouverture de la grotte laisse apercevoir, dans le fond, la ville de Jérusalem, frappée de la foudre, et la montagne du Calvaire, où s'élèvent trois croix. Cette scène est imposante : une lueur rougeâtre lui donne un aspect effrayant et lugubre qui impressionne vivement le spectateur.

Le fait qui s'est accompli sur le Calvaire est le plus grand qui se soit produit dans la succession des âges ; c'est l'inauguration d'une autre Ère, l'enfantement de l'Église, la rénovation du monde, et le point culminant où aboutissent tous les conseils du Très-Haut. Il fallait donc que la magnificence du tableau répondît en quelque sorte à la grandeur du sujet.

Ajoutons que, depuis peu, un autel en pierre, qui sera consacré à S. Théodore, martyr (du 9 novembre), a été élevé en avant de la scène qui vient d'être décrite. L'Église de Notre-Dame possède le Chef de cet athlète de la foi. Elle le doit à la munificence de S.-S. N.-S. le Pape Pie IX.

SIXIÈME PARTIE.

CRYPTE DU TRANSSEPT.

La crypte du transsept se compose de quatre salles distinctes, dont aucune ne présente de traces d'antiquités.

Première Subdivision.

La première salle, celle qui correspond au croisillon sud de l'Église, est ornée de dix-huit tableaux sur lesquels on lit en résumé l'histoire du peuple juif, ou plutôt un abrégé des conduites de Dieu sur l'humanité avant la venue du Messie.

C'est 1° La création du ciel et de la terre : IN PRINCIPIO CREAVIT DEVS CAELVM ET TERRAM ; Dieu, songeant à créer l'homme, pour être par lui connu, aimé, servi, lui prépare une demeure pleine de magnificence, riche d'innombrables trésors, étincelante de splendeurs.

2° PLANTAVIT DOMINVS PARADISVM VOLVPTATIS ; Dans ce monde si beau, le Seigneur établit, comme au milieu d'un désert, une fraîche oasis de verdure et de fleurs, un jardin à nul autre comparable, séjour délicieux, comme celui que la sollicitude maternelle de l'oiseau prépare à sa jeune couvée.

3° ABSCONDIT SE ADAM ET VXOR EIVS ; Et voilà qu'un jour l'Éternel, promenant à l'heure de midi sa divine majesté dans le jardin de délices, ne voit

plus accourir près de lui Adam et sa compagne.
« Adam, où es-tu ? » Adam avait mangé le fruit défen-
du ! L'humanité cesse de graviter vers sa destinée;
elle s'est éloignée de Dieu, le mal est entré dans le
monde.

4° ENOS COEPIT INVOCARE NOMEN DOMINI. Les
familles patriarcales jetées sur la surface ingrate de
la terre, gagnant leur pain à la sueur de leur front,
attendent avec anxiété le Sauveur promis, et, se confiant
en ses mérites, commencent la Liturgie de la prière
publique, qui ne doit plus s'interrompre jusqu'à la fin
des temps.

5° FAC TIBI ARCAM DE LIGNIS LAEVIGATIS.
Noé bâtit l'arche, salut de l'humanité, sur les eaux du
déluge, comme l'Église sera le salut des peuples au
milieu des flots courroucés des passions humaines.
Le bois qui sert à bâtir l'arche est travaillé par le fer,
comme les saints qui composeront l'Église seront puri-
fiés par la tribulation.

6° AEDIFICAVIT NOE ALTARE DOMINO. La
pierre du sacrifice, figure du Réparateur, est dressée
en signe de propitiation. L'humanité sauvée du déluge
se réunit autour de l'autel, comme l'humanité régé-
nérée par l'Église dans les eaux du Baptême.

7° ABRAHAM TRES VIDIT ET VNVM ADORAVIT.
L'Éternel révèle au Père de la race bénie les mystères
de son essence, au pied du vieux chêne de Mambré.

8° IVSTVM IOSEPH SAPIENTIA NON DERELIQVIT:
Figure du Messie qui, vendu par ses frères, établit
par la douceur, la sagesse et les bienfaits, sa domination dans l'Égypte idolâtre. C'est une prophétie qui
révélait aux fils d'Héber l'immolation du Juste, la ré-
probation des Juifs, la vocation des Gentils, et le retour
du peuple infidèle à la fin des temps.

9° SCRIPSIT MOYSES VERBA FOEDERIS DECEM : Seconde révélation de la loi morale ; devoirs envers Dieu, devoirs envers l'homme ; puis constitution de la théocratie politique et de la liturgie des Hébreux. Figure et préface de la Papauté romaine et de la liturgie catholique.

10° INTRODVXIT ILLOS DNS IN TERRAM BONAM. L'entrée du peuple hébreu dans la terre promise sous la conduite de Josué (Jésus fils de Nave), est la figure de l'entrée des nations dans la terre promise de l'Évangile, terre où coulent le lait et le miel, où les canaux des sacrements abreuvent les fidèles des eaux les plus pures de la grâce divine.

11° VNXERVNT DAVID REGEM VT REGNARET. Réhabilitation et consécration de la royauté par l'onction de l'Église ; celui qui en est revêtu n'est plus un maître, ni un soldat heureux ; c'est un ministre de Dieu et de l'Église au gouvernement temporel des choses humaines.

12° DIXIT NATHAN AD DAVID : TV ES ILLE VIR. Si les rois, parce qu'ils sont hommes et sujets aux égarements du cœur et de la pensée, oublient leurs devoirs, le prophète,—l'Église,—vient, au nom de Dieu, avec les ménagements de la plus douce mansuétude, mais en même temps avec une force invincible, les rappeler au devoir.

13° IVDITH. Inspirée de Dieu, armée du glaive pour la défense de sa patrie contre l'injuste agresseur, figure de la Vierge Marie, qui est le secours des chrétiens, terrible comme une armée rangée en bataille.

14° EXEMPLVM PATIENTIÆ SANCTVS IOB. Modèle des vertus de résignation dans les épreuves, au milieu des événements quelquefois douloureusement écrasants de la vie de famille, Job s'écrie : « Le Seigneur me l'a donné, le Seigneur me l'a ôté, que son saint nom soit béni ! »

15º CONSOLAMINI POPVLE MEVS. Le prophète console les afflictions de la captivité, comme l'Église adoucit les ennuis et les privations de l'exil d'ici bas, par les espérances du repos dans l'éternelle patrie.

16º SIBYLLA. La Sibylle, qui prêche aux nations la future arrivée du Messie, donne, au milieu des peuples païens, l'exemple des vertus naturelles.

17º EZECHIEL VIDIT CONSPECTVM GLORIAE. Révélation des splendeurs du ciel et des gloires qui environnent le trône de Dieu. Vision des triomphes du Sauveur et de ses saints.

18º LIBERAVIT DANIELEM DE LACV LEONVM. Dieu assiste miraculeusement ses prophètes. — son Église ; — il ne permet point aux puissances de triompher sur eux ; il les retire des catacombes où les tyrans les veulent jeter ; il adoucit la rage des lions, et calme la fureur des bêtes les plus sauvages. — Les portes de l'Enfer ne prévaudront point.

Telle est en peu de mots la principale signification de ces dix-huit scènes qui sont la préparation de l'Évangile.

Joignez-y l'histoire évangélique, la vie de la bienheureuse Vierge MARIE, le sacrifice du calvaire que nous avons trouvés peints dans les trois parties précédentes, et nous pouvons entrer dans la salle voisine, située au centre du transsept.

Deuxième Subdivision.

La deuxième salle de la crypte du transsept est celle

qui se trouve au centre même de la croisée de l'église supérieure. Elle renferme l'histoire des grands événements qui se sont passés de la résurrection du Sauveur à la descente du Saint-Esprit.

On y trouve, 1° *la Résurrection*, IHSVS XPISTVS A MORTVIS RESVRGIT, la plus grande et la plus indestructible preuve de la divinité de Notre-Seigneur Jésus-Christ. Ce fait, sur lequel repose la certitude de notre foi, est appuyé de sa preuve physique, je veux dire de celle qui résulte de l'incrédulité de saint Thomas :

2° PALPATE ET VIDETE : THOMAS VIDIT ET CREDIDIT : Le disciple incrédule met sa main dans les blessures que les clous et la lance ont laissées sur la chair glorifiée du Sauveur, et il s'écrie : « Mon Sei- « gneur et mon Dieu ! »

3° Il y a de plus, la certitude morale, la preuve intime, je dirai la conviction de sentiment, produite dans l'âme des apôtres comme dans l'âme des pieux fidèles, par la participation au mystère de l'Eucharistie : AGNO- VERVNT XPISTVM IN FRACTIONE PANIS; « Qu'on vienne me dire, s'écriait un jeune homme, au jour de sa première communion, qu'on vienne me dire que Jésus n'est pas ressuscité et n'habite point dans mon cœur ! »

4° Le Christ ressuscité établit la constitution immortelle de son Église. Il se choisit un représentant, un Vicaire perpétuel sur la terre : SIMON PETRE : PASCE OVES : PASCE AGNOS.

5° Il donne à son Église l'autorité nécessaire pour juger du sens des Écritures : APERVIT ILLIS SEN- SVM VT INTELLIGERENT SCRIPTVRAS.

6° Il réprouve le peuple juif et appelle les gentils à

la foi. Les apôtres devaient presque sans fruit prêcher l'évangile en Judée; la barque du pêcheur promenait en vain ses filets dans ces eaux ingrates : « Jetez le filet, du flanc droit de la nacelle, et vous trouverez le poisson en abondance, » dit le divin maître : MITTITE IN DEXTERAM NAVIGII RETE ET INVENIETIS. Et alors quelle pêche ! Rome, Athènes, Corinthe ! Les Gaules, les Espagnes, les Germanies, le Monde !

7° IHSVS XPISTVS ASCENDIT IN CAELVM.—Jésus-Christ monte au ciel et s'assied à la droite de son Père. Là, il tient en ses mains le sceptre de l'univers, la croix, avec laquelle il réduit tous ses ennemis à devenir l'escabeau de ses pieds.

8° REPLETI SVNT OMNES SPIRITV SANCTO. Tous sont remplis de l'Esprit-Saint, des hommes nouveaux revêtus de la force et de la puissance de Dieu même. L'Église est fondée, affermie, animée du souffle de vie qui doit la faire durer jusqu'à la consommation des temps, et lui faire produire des œuvres que le monde est impuissant à réaliser. C'est la mère des nations ; elle seule a la vie ; elle seule la communique au monde régénéré. Hors d'elle on demeure dans la mort, comme un bois stérile et sans sève, destiné au feu.

Troisième et quatrième Subdivision.

La troisième et la quatrième subdivision de cette partie de la crypte s'étendent sous l'aide et le croisillon nord. Mais, comme la décoration qui leur est propre se rattache à celle de la crypte dite historique, nous y reviendrons tout à l'heure, quand la suite chronologique de la description nous y ramènera.

SEPTIÈME PARTIE.

CRYPTE BASSE.

La septième partie de la crypte de Notre-Dame, celle qui correspond à la grande nef, a reçu le nom de crypte basse, parce qu'elle est enfoncée sous le sol beaucoup plus avant que les précédentes.

On y remarque deux tombeaux où l'on a recueilli les ossements qui ont été trouvés en déblayant les terres de la nef, ainsi que le constatent les deux inscriptions suivantes :

HIC	ICI
REPOSITA IACENT	REPOSENT EN PAIX
OMNIVM QVI	LES CORPS DES FIDELES
IN HVIVS ECCLESIAE	QVI ONT ETE INHVMES
NAVI SEPVLTI SVNT	DANS LA NEF
PIA FIDELIQVE MANV	DE CETTE EGLISE
COLLECTA	VNE MAIN PIEVSE
CORPORA	LES A RASSEMBLES
IN PACE.	DANS CE TOMBEAV.

A propos des antiquités qui sont conservées dans la troisième chapelle de l'aîle sud, nous parlerons des ruines romaines que les fouilles ont fait découvrir dans la crypte basse.

La crypte basse est une sorte de temple, destiné à représenter l'action bienfaisante de l'Église sur l'humanité, d'abord par les sept sacrements qui prennent l'homme à sa naissance, sanctifient les principaux événements de sa vie, et le conduisent aux portes même de son éternité ; puis par les sept œuvres de charité corporelle qui correspondent aux principaux besoins de son existence sur la terre. De là les quatorze tableaux dont elle est ornée.

Vers l'extrémité occidentale de ce vaste vaisseau souterrain est élevé un autel, qui sera très-prochainement consacré sous le vocable de saint Vincent de Paul, l'un des saints qui a le mieux exprimé dans sa vie cette double action de l'Église sur l'humanité, et qui a fondé des œuvres pleines de vie, destinées à continuer dans le monde moderne la réalisation de ce double but : charité pour l'âme, charité pour le corps.

HUITIÈME PARTIE.

CRYPTE HISTORIQUE *(des aîles)*.

Cette partie de la Crypte n'est pas la moins étendue de celles que nous avons décrites jusqu'ici. Elle occupe un large corridor sous la sixième travée de la nef, les *aîles* de la basse église et les dix chapelles qui les accompagnent. Sur les arcades qui la composent, elle a reçu l'histoire des dix-neuf siècles de l'Église Catholique, résumée dans la personne des trois principaux Papes,

Évêques, fondateurs d'Ordres, Rois ou Empereurs qui ont paru dans chaque siècle. Leurs portraits y sont représentés en pied, accompagnés de leurs attributs.

DESCRIPTION. — Pour retrouver le fil qui unit l'histoire de l'Église avec les événements représentés dans la seconde division de la crypte du transsept, il faut retourner sur nos pas jusqu'à l'entrée de la crypte latérale du sud, et suivre le corridor, qui sépare la salle de l'ancien testament de celle de la résurrection. Nous y trouverons :

I. Le premier siècle, commençant par les temps apostoliques, signalé par le centurion CORNEILLE, prémices de la nation Romaine ; S. PHILIPPE, le diacre qui a converti l'eunuque de Candace, premier chrétien de l'Éthiopie ; JOSEPH d'ARIMATHIE, le juif fidèle, qui a enseveli le Sauveur ; S. TIMOTHÉE, le grec, disciple de S. Paul.

Puis, en quatre grands tableaux, la prédication, les miracles, et le martyre des Apôtres, PETRVS ET IOANNES CLAVDO GRESSVM RESTITVVNT (Pierre et Jean guérissant le boiteux à la porte du temple) ; PETRVS IVDAEIS PRAEDICAT ; — PAVLVS ATHENIS PRAEDICAT ; — STEPHANVS IVDAEIS PRAEDICAT ; (prédication de S. Pierre et de S. Étienne aux Juifs, et de S. Paul à Athènes), enfin, PETRVS ET PAVLVS A NERONE CAPITE DAMNATI, (S. Pierre et S. Paul condamnés à mort par Néron). Il y a là, en un résumé très-succinct, l'histoire des actes des Apôtres, avec le témoignage de l'établissement de la Chaire de S. Pierre à Rome. Le premier siècle se termine par S. DENIS, l'aréopagite, apôtre de la France, illustration de la Grèce, et S. CLÉ-

MENT Ier, pape et martyr. C'est la philosophie de la Grèce et le patriciat romain, courbant le front sous le joug de la foi.

Suivant en droite ligne la crypte qui règne sous les aîles de l'Église, nous trouvons :

II. Le second siècle, illustré par le pape S. HYGIN, qui a constitué la partie secondaire de la hiérarchie ecclésiastique, en établissant des grades divers dans le clergé, nous montre la philosophie gréco-latine rendant hommage à la foi chrétienne, et mettant les ressources de la raison et de la dialectique au service de la vérité, dans la personne de S. JUSTIN, l'apologiste. D'un autre côté, la tradition ecclésiastique et la propagation active de l'Évangile y sont rappelées par la présence des SS. IGNACE, d'Antioche, POLYCARPE, de Smyrne, et IRÉNÉE, de Lyon.

III. Le troisième siècle, ère des martyrs, nous présente le pape S. ÉTIENNE, un des grands législateurs de la discipline ecclésiastique ; S. MAURICE, le soldat qui craint Dieu et n'a point d'autre crainte ; S. LAURENT, l'intrépide et doux lévite ; Ste CÉCILE, la chaste et courageuse patricienne ; S. CYPRIEN, l'évêque de Carthage ; martyrs à tous les degrés de la hiérarchie dans Rome et les municipes, martyrs dans l'armée, martyrs dans tous les rangs de la société, voilà les miracles du Dieu

Qui fait dans la faiblesse éclater sa puissance.

IV. Au quatrième siècle, le pape S. DAMASE fait réviser par S. Jérôme la traduction des Écritures, tandis que S. EUSÈBE de Verceil combat l'hérésie d'Arius, et que, dans l'occident, le grand S. MARTIN, et, dans l'orient, le père des ascètes, S. ANTOINE, établissent les règles de la vie monastique. En même temps

CONSTANTIN, successeur d'Auguste, porte son trône à Byzance et laisse Rome sous la houlette du successeur de Pierre.

V. Au cinquième siècle, le pape S. GÉLASE dresse le canon des Écritures, revoit les actes des martyrs, met en ordre la sainte liturgie; S. CYRILLE d'Alexandrie combat Nestorius, et S. FLAVIEN de Constantinople fait condamner les erreurs d'Eutychès. En France, CLOVIS constitue la monarchie chrétienne par excellence, celle que jamais l'hérésie n'a pu infecter.

VI. Au sixième siècle, brillent le pape S. SILVÈRE, inflexible défenseur de la foi catholique, malgré les persécutions du pouvoir temporel; S. BENOÎT, le patriarche des moines d'occident, fondateur d'un ordre incomparable, arbre majestueux qui a couvert le monde de ses rameaux; S. GRÉGOIRE de Tours, l'historien des origines de la nation et de l'Église française; S. AUGUSTIN de Cantorbéry, l'apôtre des Anglais; enfin l'empereur JUSTINIEN, à qui la société chrétienne doit une législation civile, fondement des lois qui régissent les peuples modernes.

VII. Au septième siècle, paraît S. AGATHON, pape, qui a porté le dernier coup à l'hérésie des monothélites. L'épiscopat y est représenté par S. LÉGER, l'un de ceux qui ont travaillé à façonner la France, comme les abeilles les rayons de leur ruches; et par S. OMER, l'apôtre de la Morinie, souvenir local qui n'est pas déplacé au milieu des fleurons de cette couronne de la sainte Église.

VIII. Le huitième siècle voit la constitution définitive de la puissance temporelle du Saint-Siége par Charlemagne, dans la personne du pape HADRIEN Ier. Autour de cette calme et pieuse figure rayonnent

CHARLES MARTEL, dont le bras vigoureux a su arrêter dans les plaines de Poitiers l'invasion du mahométisme ; S. BONIFACE, l'apôtre de la Germanie ; S. JEAN de Damas, dernière fleur de l'Église grecque ; le bienheureux ALCUIN, et S. BÈDE, le vénérable, représentants de la science chrétienne en France et en Angleterre.

IX. Le neuvième siècle, dans lequel a fleuri le pape S. NICOLAS Ier, dit le grand, qui veilla avec une juste sévérité au maintien de la discipline ecclésiastique, a vu mourir le B. Charlemagne, la plus complète personnification de la royauté catholique. Il a vu fleurir ALFRED le grand, roi d'Angleterre, puissant guerrier, sage législateur, chrétien exemplaire ; S. ANSCHAIRE, l'apôtre des Scandinaves ; HINCMAR de Reims, qui fut presque le roi de la France ; le B. HRABAN MAUR, écrivain fécond à qui la science ecclésiastique a dû beaucoup.

X. Au dixième siècle, on a vu sur le trône de S. Pierre un pape français, célèbre par sa science, SILVESTRE II. C'est en quelque sorte le siècle de fer: HUGUES CAPET, représentant de la France féodale, OTTON le grand, puissant empereur d'Allemagne, vengeur de la papauté ; VLADIMIR le grand, prince de Russie, protecteur du christianisme en ces vastes contrées ; S. ÉTIENNE l'apostolique, apôtre et roi de la Hongrie.

XI. Le onzième siècle a vu s'accomplir de grandes choses. Le saint pape GRÉGOIRE VII, avec son illustre légat HUGUES de Die, reconquiert la liberté ecclésiastique sur les empereurs d'Allemagne et purifie l'Eglise des souillures que le despotisme y avait causées ; le Boulonnais GODEFROI DE BOUILLON conduit l'Europe à la Croisade ; S. BRUNO fonde la Chartreuse.

XII. Le douzième siècle pourrait presque s'appeler le siècle de S. BERNARD, noble et puissant génie, qui fut l'ami du pape EUGÈNE III, le conseiller du roi LOUIS VII et le prédicateur de la seconde Croisade.

XIII. Le treizième siècle, le siècle d'INNOCENT III, de S. LOUIS, roi de France, de S. DOMINIQUE, de S. FRANÇOIS d'Assise et de S. FERDINAND d'Espagne, est l'un de ceux où la foi chrétienne a brillé de l'éclat le plus vif.

XIV. Le quatorzième est moins éclatant. On y trouve cependant un pape d'un grand renom, JEAN XXII ; un roi sage, CHARLES V de France ; un martyr de la discipline ecclésiastique, S. JEAN de Népomük ; une femme forte et savante, Ste BRIGITTE de Suède. C'est aussi le siècle auquel appartient par sa mort le grand poète chrétien, de Florence, DANTE ALIGHIERI.

XV. Au quinzième siècle on remarque le pape EUGÈNE IV, qui, au concile de Pise, a tout fait pour ramener l'Eglise grecque dans le sein de l'unité ; le grand empereur SIGISMOND, le conquérant de Belgrade ; et le roi FERDINAND le catholique, qui a vaincu en Espagne le mahométisme ; JEANNE D'ARC, qui, avec l'aide de Dieu et de S. Michel, a rendu à la France sa nationalité ; GUTEMBERG, l'un de ceux à qui on attribue l'invention de l'imprimerie, arme terrible des temps modernes, également puissante et pour le bien et pour le mal.

XVI. Le seizième siècle a trouvé sa place dans la troisième salle de la crypte du transsept.

Là se déploie la grande scène du CONCILE DE TRENTE, assemblée merveilleuse où l'Eglise recueillie, formule, d'une voix infaillible, l'ensemble des doctrines révélées. C'est un siècle fécond, où la science et la sainteté débordent dans l'Eglise. LÉON X y proclame contre l'hérésie Luthérienne sa magnifique bulle, EXURGE DOMINE ET JUDICA CAUSAM TUAM, jugement que Dieu lui-même, depuis lors, exécute jusque sous nos yeux avec une lenteur terrible. S. CHARLES BOROMMÉE fait refleurir la discipline cléricale, et Ste TÉRÈSE illumine des feux de son génie brûlant, la vie monastique et les perfections de l'ascèse. D'un autre côté, le grand S. PIE V rétablit dans sa primitive beauté la sainte Liturgie ; il tue l'hérésie en France et en Espagne, et par ses prières obtient la victoire aux Croisés de Lépante ; S. IGNACE fonde la Compagnie militante de Jésus ; et l'un de ses premiers disciples, S. FRANÇOIS DE XAVIER, conquiert, par ses sueurs apostoliques, un nouveau monde à l'Eglise de Dieu.

XVII. Le dix-septième siècle est au même lieu, en face du xviᵉ.

Ce siècle s'ouvre par la bénigne et douce figure de S. FRANÇOIS DE SALES, la plus délicieuse abeille qui ait jamais butiné les fleurs de la piété. C'est la France qui alors est à la tête du monde, par son S. VINCENT DE PAUL, l'apôtre de la charité ; par son roi LOUIS XIV, le roi du temps ; par BOSSUET, qu'on a appelé le dernier des Pères, et qui est le plus bel et le plus puissant génie que peut-être la France ait produit ; par FÉNELON, le cygne Virgilien de Cambrai ; par TURENNE, guerrier noble et magnanime, protestant converti par Bossuet, aussi ferme en sa foi qu'intrépide sur le champ de bataille. Le vénérable INNOCENT XI, dernier pape de ce siècle, rappelle, pour les flétrir et les condamner de nouveau, les erreurs et les hérésies de ce temps.

Le XVIIIe et le XIXe siècles sont tous deux dans l'allée qui s'étend sous la sixième travée de la nef.

Le premier y est représenté par le pape BENOIT XIV, l'une des plus éclatantes et des plus sûres lumières de la science ecclésiastique ; par S. ALPHONSE-MARIE DE LIGUORI, savant et pieux théologien, fondateur d'un ordre nouveau, puissant pour le salut des âmes ; par le B. PAUL DE LA CROIX, fondateur aussi d'un ordre appelé à de grandes destinées ; par le pape PIE VI, le pèlerin apostolique de Valence, le juge et la victime du schisme révolutionnaire ; enfin par LOUIS XVI, dont les vertus n'ont pas trouvé grâce devant les fureurs de la démagogie, altérée du plus pur sang des rois. — L'intervalle qui relie le XVIIIe siècle au XIXe, est occupé par la figure du vénérable JEAN-BAPTISTE DE LA SALLE, fondateur d'une congrégation enseignante, dont le but est l'éducation chrétienne des enfants du peuple ; et par celle du vénérable BENOIT-JOSEPH LABRE, enfant du diocèse de Boulogne, héros de la pauvreté évangélique.

XIX. Dans l'espace réservé au XIXe siècle, on lit les noms de NAPOLÉON Ier et de NAPOLÉON III, unis à ceux de PIE VII et de PIE IX.

Tel est le résumé succinct que les murs de la crypte historique nous présentent sur l'histoire de l'Église et du monde.

Il y manque un chapitre, je veux dire l'histoire du développement de la doctrine chrétienne. On la peut lire dans la quatrième salle de la crypte du transsept, sous le croisillon ouest de l'église supérieure. Là, on trouvera les dix-sept écrivains à qui Dieu a donné de parler avec une plus grande autorité sur les vérités de l'ordre métaphysique et de l'ordre moral ; les dix-sept DOCTEURS DE L'ÉGLISE.

Ce sont d'abord les quatre Grecs :

1° S. ATHANASE, le marteau de l'arianisme, mort en 376.

2° S. BASILE, le grand, lumière de l'ordre monastique, mort en 379.

3° S. GRÉGOIRE de Nazianze, ou le théologien, orateur éloquent, poète inspiré, mort en 389.

4° S. JEAN CHRYSOSTOME, ou Bouche d'Or, le plus fécond et le plus riche orateur qu'ait jamais eu l'éloquence chrétienne, mort en 407.

Puis, les treize docteurs Latins :

1° S. HILAIRE de Poitiers, illustration des Gaules, mort en 367.

2° S. AMBROISE, l'abeille de Milan, mort en 397.

3° S. JÉROME, le docteur des Écritures, mort en 420.

4° S. AUGUSTIN, qui résume à lui seul tous les autres Pères, mort en 430.

5° PIERRE CHRYSOLOGUE, ou *parole dorée*, dont l'éloquence réforma les mœurs, en même temps qu'elle affermit la foi, mort en 452.

6° S. LÉON le grand, par la bouche de qui Pierre a parlé contre les hérésies, mort en 461.

7° S. GRÉGOIRE le grand, commentateur mystique des Écritures, mort en 604.

8° S. ISIDORE de Séville, dont l'érudition n'a pu être comparée qu'à celle du plus savant des Romains, mort en 636.

2.

9° S. PIERRE DAMIEN, le plus rude fléau des vices du XIe siècle, mort en 1072.

10° S. ANSELME de Cantorbéry, célèbre par l'alliance de la foi et de la raison, qui a établi dans l'Église l'argumentation scolastique, mort en 1109.

11° S. BERNARD, le pieux dévot de la Vierge Marie, mort en 1153.

12° S. THOMAS D'AQUIN, l'ange de l'École, mort en 1274.

13° S. BONAVENTURE, le docteur séraphique, mort la même année 1274.

Après avoir décrit la décoration de la crypte historique, il nous reste à parler des curieux restes de notre ancienne cathédrale, que l'on y trouve rassemblés. Les cinq chapelles de l'*aile sud*, qui sont éclairées par des fenêtres ou soupiraux, ouvrant sur la cour de l'ancien petit-Séminaire, abritent de nombreux fragments d'architecture, et vont nous fournir un ample sujet d'études archéologiques.

PREMIÈRE CHAPELLE.

La première chapelle, à partir du transsept, sert de passage pour entrer dans la crypte. Elle est sur l'emplacement de l'ancienne chapelle du Sacré-Cœur, où l'évêque célébrait habituellement la messe basse ; ce qui l'avait fait appeler la Chapelle de l'Évêque. On y voit encore (dans le mur, à la hauteur de l'ancien sol) les marches de marbre qui décoraient les côtés de l'autel.

On y remarque en outre la clef de voûte de l'ancien portail, construit à la fin du xviiie siècle, maintenant déposée contre le mur extérieur.

SECONDE CHAPELLE.

La seconde chapelle a reçu pour sa part les magni-
fiques bases, chapiteaux ioniques, bouquets de fleurs et
de fruits, grappes de raisin, etc., etc., qui faisaient partie
de l'ornementation du Jubé de l'ancienne église. Ces
élégantes sculptures de marbre blanc sont admirées par
tous les visiteurs. Une inscription antique, retrouvée
dans les fondations de ce jubé, a été scellée dans le mur
de cette chapelle. On y lit, au-dessous d'un écu, qui
porte : *d'argent, au chevron de gueules, accompagné
de sept merlettes de même, quatre en chef et trois en
pointe, une et deux* :

TRÈS HAVT ET PVISSANT
SEIG^R ANTOINE DVC D'AVMONT
PAIR ET MA^{AL} DE FRANCE CON^{ER} DU ROY
EN TOVS SES CONSEILS CHR DES
ORDRES DE SA MA^{TÉ} CAP^{NE} DES GARDE_S
DE SON CORPS GOVVERNEVR DE
PARIS ET DV BOVLONNOIS A FAIT
CONSTRVIRE ET BASTIR CE
IVBÉ DE SES DENIERS L'AN 1666.

Nous pourrions tenter de décrire cet ancien jubé,
splendide monument, dû à la munificence d'Antoine d'Au-
mont; mais nous craignons de sortir du plan que nous
nous sommes tracé. Disons seulement que nous pensons avoir trouvé dans les archives du Chapitre le nom
des artistes à qui l'on doit une partie de ces ouvrages.
Nous rencontrons en effet : *Grégoire Wantier, tailleur
de pierres*, qui travaille à la clôture du chœur, et *maistre*

Antoine Liesse, sculpteur, de Calais, à qui le chapitre donne à entreprise divers ouvrages pour le même objet. L'architecte du jubé, d'après les mêmes archives, se nommait GAILLARD (1).

On ne saurait assez louer le fini et l'originalité des sculptures, dont la fantaisie des artistes a chargé ces marbres. Les architectes du xviie siècle eurent un grand mérite : ils imitaient l'art des anciens; mais ils ne s'astreignaient pas à le copier servilement, comme ceux de notre époque.

TROISIÈME CHAPELLE.

Antiquités gallo-romaines. Au milieu de cette chapelle on a placé sur un socle carré un chapiteau très-ancien, retrouvé le 13 janvier 1851, dans les terres de la grande Crypte de la nef. Il appartient au *dorique* composé ou orné. D'après les conclusions des études de M. de Caumont sur les antiquités de l'Empire Romain dans les Gaules, il nous est permis de le faire remonter au iiie siècle de notre ère; et, vu l'élégance de ses formes, on ne peut le ramener plus tard que vers la fin du ive siècle (2).

(1) *Registres Capitulaires.* Octob. 1656, août 1667.

(2) Les monuments de cette phase architecturale sont très-peu nombreux; cependant, après de patientes études, M. de Caumont a pu en déterminer assez bien les caractères, pour que nous ayons lieu de croire qu'ils peuvent s'appliquer à notre chapiteau. Voici, en quelques mots, la substance des observations de M. de Caumont. On nous pardonnera la longueur de cette note, en faveur de l'importance du sujet.

« On vit en Gaule une école d'architecture dont les ouvrages

Le reste de fût, qui forme la queue de ce chapiteau,
est couvert de *feuilles d'eau* (?), imbriquées, qui rap·
pellent, au premier coup d'œil, la décoration de la
colonne triomphale de Cussy, en Bourgogne (1). Mais,
ce qui n'existe pas à Cussy, un gland repose sur chacune
de ces feuilles. L'*astragale* n'offre pas la moulure
grecque ordinaire ; le *gorgerin* est orné d'une décoration
particulière ; le *talon* est remplacé par une couronne de
feuilles sculptées, et profondément fouillées. Sur une de

» se distinguèrent de ceux de l'école primitive. C'est vers le
» temps des Antonins que se manifesta le génie inventif des
» architectes Gaulois, et qu'ils formèrent une école distincte.
» Les débris qui nous restent montrent quelle richesse d'orne-
» mentation ils apportèrent dans leurs ouvrages. Les relations
» nombreuses établies avec l'Orient devaient changer le goût
» du public et des artistes ; de grandes modifications devaient
» s'en suivre dans l'ornementation des édifices, surtout vers la
» fin du IIᵉ siècle... L'abaque se décore des oves de l'ionique...
» la profusion d'ornements qui existaient sous les Antonins
» s'accrut sous leurs successeurs. Dans cette grande quantité
» de sculptures, que réprouve sans doute le bon goût, on trouve
» cependant des combinaisons heureuses, quant à l'effet général,
» et qui méritent plus d'attention que les architectes ne leur
» en ont accordé. A la fin du IIIᵉ siècle, le fût finit par se cou-
» vrir d'ornements tels que des feuilles d'eau imbriquées, des
» moulures en losange ou en spirale, etc., etc. *Cours d'anti-
» quités monumentales*, T. III, Chap. XII, pp. 520-523).

(1) Cf. M. de Caumont. ouv. cit. p. 303. Millin, et d'autres
auteurs.

La colonne de Cussy est située dans la campagne. Mais, dit
M. de Caumont, « plusieurs villes gallo-romaines avaient sans
» doute sur leurs places et dans d'autres quartiers des colonnes
» monumentales. »

ses faces, qui est probablement la face antérieure, l'abaque est chargée d'*oves* et de *langues de serpents*; les deux faces latérales sont décorées de *postes*. La hauteur de ce chapiteau est de 0 m. 33; son diamètre de 40 m. 0; l'abaque présente 0 m. 62 cent. de côté.

Nous ne saurions dire quelle a été la destination primitive de ce chapiteau. Le manque d'ornements sur la face postérieure de l'abaque permettrait de supposer que la colonne, dont il faisait le couronnement, a été adossée à quelque construction. D'un autre côté, la partie supérieure de l'abaque ne paraît pas avoir porté d'entablement, car elle est taillée de manière à recevoir un corps circulaire, tel que serait le socle d'une statue. Était-ce une colonne triomphale, isolée, comme celle de Cussy et les autres colonnes historiques du même genre? ou bien, faut-il ne voir dans cette disposition que la trace d'une bizarrerie de construction? Nous laissons à de plus habiles que nous le soin de décider de cette question, qui est pour nous un problème.

Un fragment de *tore*, et une pierre de corniche, de la même époque, ornée de postes et de feuilles d'eau, sont conservés avec soin, dans cette même salle (1).

Ce chapiteau a été retrouvé, à une très-grande profon-

(1) « Dans les fouilles de ces édifices, le plus petit fragment
» d'architecture, une feuille de chapiteau, une moulure ornée,
» un détail, quelque peu important qu'il paraisse, doit devenir
» une source d'observations utiles; on ne peut oublier qu'en
» sauvant ces fragments on contribue à former une suite de faits,
» qui tôt ou tard trouvent leur place dans la vaste collection
» des connaissances archéologiques. (*Instructions du comité*
» *historique des Arts et Monuments.* 1re partie. p. 33. »)

deur (4 mètres environ au dessous du sol de la nouvelle église), au milieu des ruines d'une construction romaine, dans la 4e travée de la nef centrale, non loin des fondations qui soutiennent la rangée sud des colonnes. Un grand nombre de tuiles romaines, brisées en morceaux, se trouvaient semées dans toute l'étendue de la nef et des aîles. Nous en avons recueilli quelques-unes, qui se trouvent dans la cinquième chapelle; nous y reviendrons.

Il y avait eu là un édifice gallo-romain assez considérable (20 mètres de long sur 10 de large). Les ruines s'étendaient sous la nef centrale et l'aîle sud, dans un plan oblique à l'axe de l'église, dont elle coupait les fondations de ce côté (1). Les murs reposaient sur une fondation en pierres brutes, maçonnée de terre, et s'élevaient encore à 1 mètre 40 centimètres sur 2 mètres de base, et 1 mètre 20 centimètres d'épaisseur au sommet. Ils étaient construits en pierres communes, recueillies sur le rivage, et n'offraient aucun indice d'*appareil* régulier (2). L'édifice était dirigé du nord au sud. Il n'était plus fermé que de trois murs, et le côté qui faisait face au nord était entièrement ouvert. Aux quatre extrémités

(1) Aussitôt que la partie basse de la Crypte sera terminée Mgr Haffreingue se propose de retracer, à l'aide de pavés incrustés dans le sol, l'emplacement occupé par ces ruines intéressantes.

(2) Les pierres se trouvaient liées entre elles par d'épaisses couches de ciment rougeâtre. On a conservé de nombreux échantillons de ce mortier. Nous les retrouverons dans la cinquième chapelle.

des murs longitudinaux, on avait fait usage du *grand appareil* pour fortifier et relier les coins de l'édifice (1). A l'intérieur, nous n'avons retrouvé aucune trace de décoration ni d'ameublement; et nous n'avons pu constater d'une manière assez positive la nature, ni même l'existence du pavé (2).

Autour des murs, et plus spécialement devant et derrière, nous avons rencontré une espèce de plate-forme pavée,—à peu près semblable aux trottoirs de nos rues,—terminée par une suite de larges pierres, creusées en forme de rigole, sans doute pour l'écoulement des eaux. Nous avons aussi cru remarquer, de distance en distance, une rangée de pierres carrées qui unissaient ces rigoles avec le mur de l'édifice (3).

Cette plate-forme qui entourait la construction, l'ab-

(1) Les pierres qu'on a employées pour ces parties de la construction avaient environ 50 centimètres de hauteur et autant d'épaisseur. La longueur de celles qui étaient sur le devant dépasse 1 mètre. Elles ressemblent à celles qu'on extrait des carrières de Marquise, et avaient été taillées avec soin.

(2) Nous avons rencontré de très-larges dalles, en pierres taillées, au centre de la construction. Mais elles se trouvaient à une hauteur plus grande que le pied des murs. Les terres sur lesquelles elles étaient posées, renfermaient des tuiles et d'autres débris. Il nous paraît difficile de regarder ces dalles comme des restes de pavé. On a, d'ailleurs, trouvé çà et là des fragments d'une espèce de *pâte*, formée de ciment rougeâtre et de tuiles ou de briques concassées. Ces fragments proviennent peut-être du pavé.

(3) On a trouvé, dans l'intérieur de la construction, deux rigoles semblables creusées dans des pierres de 70 centimètres de largeur.

sence de mur de clôture sur le devant (1), la solidité de l'œuvre, ses dimensions, qui sont celles de la *cella sacra* (2), tout nous ferait croire que les ruines dont nous parlons étaient celles d'un temple païen (3). L'imagination redresse les colonnes du péristyle, sur la plate-forme qui leur servait de base ; et, bientôt, à l'aide des souvenirs, l'édifice entier se relève dans toute sa beauté native. Vains efforts du caprice humain ! qui nous dira la vérité sur des ruines sans nom !

L'incendie a dévoré ce temple. La force en était grande, car elle a précipité de toutes parts la toiture sur le sol d'alentour. Le bronze et le plomb n'ont pu résister à sa fureur. Les fragments que nous en avons recueillis, — au milieu des *cendres*, des *terres brûlées*, des *charbons*, des tuiles fracassées, qui formaient une des nom-

(1) Si cet édifice était un temple, la colonnade principale, qui se trouvait sur le devant, a dû suffire pour soutenir le fronton, et dans ce cas, le mur où était la porte a pu être bâti avec moins d'épaisseur et de solidité. C'est ce qui expliquerait pourquoi il a disparu, lorsque les trois autres sont restés debout.

(2) Cf. Millin, *Dict. des beaux arts*, art. *Temple*. M. de Caumont, ouv. cit. T. III. Chap. VIII. et les divers cours d'archéologie.

(3) Aucun indice ne peut nous faire même soupçonner à quelle divinité il aurait pu être dédié. L'histoire locale se tait ; tout ce qu'on trouve au sujet des anciens temples païens à Boulogne, soit dans Malbrancq (*De Morinis* I passîm), soit dans Henry (*Abrégé chronologique*) n'est appuyé que sur des conjectures. On voudra bien nous pardonner de ne pas fonder des hypothèses sur d'autres hypothèses.

breuses couches du terrain environnant, — sont là pour
l'attester.

A quelle époque ces faits se sont-ils passés ? Nous ne
le savons. La ruine a été complète, définitive. Les dé-
tritus végétaux, la poussière, le temps, les eaux du ciel,
ont eu le loisir de recouvrir le tout de 50 à 60 centimètres de terrain de formation. C'est l'ouvrage de plusieurs
siècles (1).

C'est au milieu de ces ruines, et au-dessous des couches de ce terrain de formation qu'a été retrouvé notre
chapiteau. Cela suffirait seul à prouver son antiquité ;
lors même que l'histoire de l'architecture n'éclairerait
pas assez le jugement de l'observateur.

(1) Voici quelle était la disposition des terres qu'on a enlevées
de la Crypte basse, où se trouvaient les ruines romaines qui nous
occupent maintenant :

Sur le sable de terre ou *sable jaune*, qui est au fond, reposait
une couche de terre végétale ayant à peu près 50 centimètres de
hauteur. Puis, venait la couche des débris et des ruines, un peu
plus élevée au-dedans de l'édifice qu'au dehors, et comprenant
environ 20 centimètres. Au-dessus de cette couche, on en voyait
une autre de 50 centimètres sur la surface de laquelle reposaient les tombeaux qui étaient le plus profondément enfouis.
Les terres, dans lesquelles s'étaient faites les inhumations, étaient
friables et meubles. La construction des divers caveaux qu'on
y avait pratiqués, la fréquence des remuements qu'on y faisait,
ont tellement changé la nature de cette terre qu'il est impossible
de savoir si elle a été, ou non, rapportée en cet endroit, pour
corriger les inégalités du sol, lorsqu'on y a bâti une église pour
la première fois. Le terrain des inhumations avait 1 mètre 70
centimètres de hauteur. Le sol romain était donc enterré à une
profondeur de plus de deux mètres au-dessous du pavé de l'ancienne église.

Nous devons signaler en outre un fragment de torse, qui provient d'une statue militaire, de l'époque romaine, trouvé dans la première salle de la Crypte du transsept, et un fût de colonne qui a été rencontré dans les déblais de la quatrième salle de la même crypte.

Dans le mur de cette troisième chapelle on a fixé à demeure une courte inscription romaine, dont personne n'a pu jusqu'ici donner l'interprétation (1). On l'a

(1) Un archéologue de Paris, M. A.-J.-H. Vincent, aujourd'hui membre de l'Institut, avait proposé sur cette inscription une interprétation qu'il était impossible d'admettre, parce qu'elle résultait d'une lecture incomplète. S'étant procuré une copie plus fidèle du monument, il écrivit à Mgr Haffreingue, le 17 janvier 1848, une lettre qui renfermait une seconde traduction, plus plausible que la première, et qui était due à M. Ch. Lenormant (de l'Institut). Voici comment, d'après le savant antiquaire, on devrait lire cette pierre énigmatique :

COR IO*anis* Iacet

In *Agro* VIII (pedes)

(in) *Fronte* ECc*lesiae Pedes* CIII.

Suivant M. Lenormant, le cœur d'un personnage quelconque, nommé *Jean*, « aurait été inhumé dans le cimetière à 8 pieds » du mur latéral, et à 103 pieds de la ligne de façade, et la » pierre aurait été placée dans l'intérieur de l'église, comme » *memento*. M. Lenormant croit que l'inscription est de l'époque » chrétienne; les païens ne vénéraient pas le cœur. » Chargé par Mgr Haffreingue de répondre à M. Vincent, nous insistâmes sur le caractère romain de l'inscription, sur la singularité, peut-être sans exemple, d'une pareille désignation, et enfin nous dîmes qu'il n'y avait pas lieu de lire le chiffre VIII sur la pierre, où l'on distingue très-clairement les lettres VI suivies d'un H et d'un F liés ensemble. Il aurait fallu traduire ces deux derniers signes ; et, de plus, pourquoi lire *cor* plutôt que *corpus*? Nous

retrouvée, en démolissant, dans la première travée de l'aîle nord, un vieux mur où elle avait été employée comme moëllon. Nous la transcrivons ici, aussi fidèlement que les caractères typographiques nous permettent de le faire :

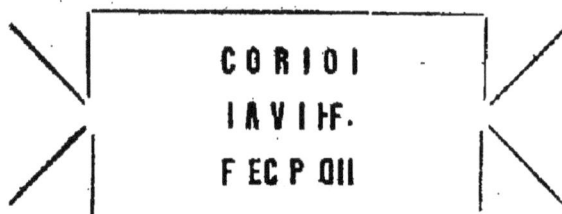

```
CORIOI
IAVIH.
FEC P OII
```

Quant aux autres débris d'antiquités romaines qu'on a trouvés dans les terres de la nef et des aîles, nous aurons lieu d'en parler lorsque nous serons arrivé à la cinquième chapelle où ils sont déposés.

Antiquités Romano-Byzantines. Dans cette troisième chapelle, outre le chapiteau gallo-romain dont nous venons de nous occuper, on a déposé sur des bancs de pierre, dans l'ordre le plus convenable, un grand nombre de sculptures provenant de l'ancienne église. On y remarque plusieurs bases de colonnes qui ont fait partie de la première construction, et un chapiteau, très-bien

ne rapporterons point ici toutes les objections que nous fîmes alors contre cette interprétation. La révolution de février, qui survint peu de temps après, interrompit cette correspondance. Nous pourrions proposer d'autres manières de lire certaines lignes; mais nous n'avons pu réussir à nous rendre compte de tout, et nous préférons attendre. Voir une autre conjecture, proposée par M. Courtois, à la fin de son rapport sur notre crypte, au tome IX, 2e partie, des Mémoires de la Société des Antiquaires de la Morinie.

conservé, orné de divers dessins, d'animaux fantastiques, etc. Des fragments très-curieux, qui accompagnent ce chapiteau, et qui datent incontestablement de la même époque, déterminent suffisamment les caractères et les formes qu'affecta l'art romano-byzantin dans nos contrées.

D'autres pierres, non moins curieuses, et non moins précieuses pour l'histoire de l'art, rappellent la disposition de la corniche extérieure de l'ancienne cathédrale. Un historien boulonnais, à qui nous devons une « *description de la ville de Boulogne,* » Philippe Luto (1) nous apprend que « au bout du charnier qui fait face au » cimetière,— la cour actuelle de l'ancien Petit-Sémi- » naire—se remarquent une quantité de tetes antiques, » les unes couronnées d'un simple diadème, les autres » dont le diadème est orné, et d'autres avec des casques » (?). » N'étant pas très-fort en architecture, notre auteur s'est imaginé que ces figures représentaient les

---

(1) *Mém. mss. sur l'Hist. de Boulogne,* p. 378. Cf. *Description de la ville de Boulogne,* en tête de ces mêmes mémoires. Les appréciations archéologiques de Luto seraient curieuses, si on ne se souvenait qu'il écrivit pendant la première partie du XVIIIe siècle. Comparant le style de notre cathédrale avec celui de l'église St.-Germain-des-Prés, à Paris, de St.-Faron de Meaux, etc., « qui *certainement,* dit-il, sont du tems même du roy Chil- » péric, » il en conclut que la cathédrale de Boulogne a été bâtie par St. Omer. « Les chapiteaux des piliers, la sculpture de ces » chapiteaux, leurs ornements, les piliers et les arcades,. . . . » sont du temps de la première race de nos roys.» Ces énormités, et d'autres semblables, n'empêchent pas qu'on ne puisse croire l'historien quand il expose les faits, mais on doit se défier de ses jugements.

3

anciens comtes de Boulogne, qui avaient vécu avant l'époque de sainte Ide; mais il se trompe évidemment en ceci. Nous avons encore trois de ces têtes. Ce n'est pas autre chose que ce que les archéologues appellent des *corbeaux* : sorte de console, de modillon, qui sert à supporter la corniche, et dont le dessin est laissé à la fantaisie des artistes ainsi qu'au goût particulier de chaque style architectonique.

La corniche extérieure de notre ancienne cathédrale n'avait pas une direction horizontale; elle se découpait en arcatures semi-circulaires, reposant sur les corbeaux dont nous venons de parler. Ces arcatures, en forme de têtes de niches, sont décorées intérieurement de sculptures très-délicates, qui accusent déjà une certaine transformation dans l'art du XIIe siècle. N'appartiendraient-elles pas à l'architecture de cette époque, et seraient-elles l'œuvre du XIIIe ou du XIVe siècle? Nous n'osons nous ranger à cette opinion, bien qu'elle nous ait été exprimée par un savant archéologue (1).

Quoiqu'il en soit, nous avons retrouvé cette disposition dans une partie encore subsistante du mur de l'ancienne église, sur laquelle s'appuie le Petit-Séminaire; mais, les exigences de la construction n'ont pas permis de laisser à découvert ces vestiges précieux, et encore moins de les enlever du mur, pour les conserver à part. Les *corbeaux* et les *arcatures*, qui sont dans la troisième chapelle de notre Crypte, serviront seuls désormais à conserver le souvenir de la forme qu'affectait le *couronnement* des murs de notre vénérable cathédrale.

(1) M. H. de Laplane, ancien député, secrétaire de la Société des Antiquaires de la Morinie.

Antiquités du style ogival. Le reste des morceaux d'architecture, que renferme cette troisième chapelle, se compose de pierres sculptées à diverses époques dans le style gothique. Ce sont des *meneaux*, des *baies* de fenêtres, des *compartiments* d'une *rose*, et surtout un magnifique *dais*, qui a dû surmonter une niche de la plus grande richesse. Rien n'est beau comme les ciselures dont ce dais est orné; rien n'est fini, rien n'est délicat comme les contours des ogives, des trèfles, et des dessins qui y sont tracés. Combien étaient habiles les mains qui découpaient ainsi la pierre; combien était grande la foi qui inspirait de tels chefs-d'œuvre!

Nous ne dirons rien de chacun de ces débris, qui appartiennent pour la plupart au xvie siècle. La description ne saurait, sans devenir fatigante, s'arrêter à tous les détails des objets qui reposent dans cette chapelle. Signalons cependant un chapiteau de la Renaissance, et un ancien bénitier de l'église, dont la coupe, de forme octogonale, et les moulures aussi simples qu'élégantes, peuvent donner matière à imitation. Nous ne terminerons pas cet aperçu rapide sans faire remarquer plusieurs boulets en fer, projectiles lancés par Henri VIII contre notre église en 1544, et qui ont été retrouvés dans les décombres de la nef.

QUATRIÈME CHAPELLE.

La quatrième chapelle renferme les tombeaux et les monuments funéraires. Sur les murs sont dressées trois anciennes pierres tumulaires incomplètes. La première remonte au xve ou au xvie siècle. Elle avait reçu, selon l'usage, des incrustations en cuivre ou en marbre, qui ont disparu, et elle a été ornée de peintures, dont on aperçoit encore les traces sur le fragment qui nous reste. Nous y avons lu :

> . . . semel. et. bis. C... sex. ter. duo,
> misce. (A) nnorum. . . .
> . . . nit ad. ima. Deus. hoc. anno. be..

Cette inscription, dont nous n'avons qu'une partie, exprimait sans doute, à l'aide d'un calcul bizarre, la date de l'inhumation du personnage auquel elle a servi de monument.

Cette pierre, bien que retrouvée depuis longtemps, n'a été que depuis peu fixée à l'endroit où on la voit maintenant. Comme elle est très-friable, quelques morceaux sont tombés en poussière ou ont été perdus, de sorte que les mots *et bis C. sex ter duo misce* que nous y avons lus, il y a quelques années, n'existent plus.

La seconde pierre appartient probablement au XVe siècle, comme la précédente. Bien que mutilée, elle offre encore les traces de la représentation d'un personnage, dont nous n'osons définir ni l'habillement, ni la profession. Les divers dessins qui ont été gravés sur ce qui nous reste de ce monument funèbre sont très-bien conçus et gracieusement exécutés. Le marbre ou le cuivre, qui était incrusté dans le creux de la pierre, et qui devait reproduire les mains jointes et la tête du personnage, n'a pas été retrouvé. Un vandalisme cupide en aura fait son profit, lors de quelqu'un des ravages qu'a eus à subir la cathédrale, soit en 1544, soit en 1567. Nous croyons devoir reproduire ici les quelques lettres qui se lisent encore autour de cette pierre :

. . . *dame* . . . .

. . . *Seigneur Guillaume* . . .

La troisième pierre, qui date du XVIIe siècle, est peu intéressante en elle-même, mais n'en doit pas moins être conservée. Voici l'inscription qu'elle porte :

Cy deu*ant git le corps de*

Jacques *Morel* . . . . . .

Prestre Chanoine *de* . . . .

Celle Église pendant . . . .

fondateur d'une messe *en la*

Chapelle de la Vierge to*us les*

derniers dimanches de *chaque mois*

de l'année à dix heures *lequel*

décéda le 15me may 1674.

Priés Dieu pour *son âme.*

Cette pierre tumulaire, arrachée, pendant la Révolution, de la chapelle de Saint-Pierre, où Jacques Morel avait été inhumé, a été retrouvée parmi les dalles qui pavaient la cour de l'ancien Petit-Séminaire.

A côté de ces trois monuments se trouve aussi un fragment d'épitaphe que nous n'avons pu restituer qu'en partie ; c'est une inscription commémorative. Elle a été composée en l'honneur du chanoine André Scotté de Velinghen, confesseur et supérieur des Ursulines de Boulogne, qui a reçu la sépulture dans l'église de ces religieuses le 25 janvier 1703, à l'âge de 67 ans.

. . . . o-

. . . . ant

. . . . , ... , . édier à

. . . . souffrances continuelles une

. . . . patience invincible.

. . . . . Il supporta ses souffrances en vrai

chrétien . . . . protestant au plus fort

de ses douleurs, quand Dieu l'éprouvoit, qu'il en

. . . . avait encore soif.

. . . C'est l'hommage que nous devons à la mémoire

. . . . . . d'André Scotté de Velinghen, prêtre

. . . . . chanoine de l'église de cette ville, lequel

. . . . pendant le cours de trente années toutes

. . . . de son zèle et de sa piété

. . . . s les belles preuves de ce zèle

aux Ursulines dont il était confesseur et supérieur :

.. et pour leur donner un dernier gage de son estime,

. . il voulut que son corps y fut inhumé auprès de

. . . . celui de Marguerite Scotté sa sœur morte

. . . . . . après avoir fondé une messe basse

le 2me dimanche de chaque mois, avec un obit à

perpétuité le jour anniversaire de son déceds en

1703, à l'âge de 67 ans.

. . . . in illis

. . . . . .(p)ulvis. . . inest.

Requiescant in pace.

Deux autres fragments de pierres tumulaires très-
anciennes, sur l'une desquelles on lit :

Chi. gist. (Ro)bars. Hoghes. pri(és pour l'âme etc.)

ont été retrouvés en démolissant de vieux murs, où on
les avait employés comme matériaux. On a cru devoir les

conserver, malgré le peu d'intérêt qu'ils peuvent offrir (1).

On a déposé, en outre, dans cette chapelle quelques fragments de sarcophages, dont l'un en pierre de Marquise est en partie brisé. Un autre, dont les fragments sont déposés au centre de la chapelle, a été rencontré au milieu de la quatrième travée de la nef, sans couvercle, sans indication. Il était composé de trois pièces, ajustées et collées à l'aide d'un mortier grisâtre, dont une couche le revêtait à l'intérieur. La matière dont il est formé est une sorte de composition roussâtre, très-poreuse et

(1) Cf. Notre *Notice sur les tombeaux de la Crypte.*
Il n'est pas inutile de donner ici quelques détails sur les inhumations qui ont été faites dans l'ancienne cathédrale. En général, les sépultures étaient de la plus grande simplicité. On a retrouvé les ossements gisant çà et là, à dès profondeurs diverses, quelquefois remués par les inhumations postérieures, mais presque toujours sans caveaux et sans séparations. Les corps avaient été enterrés comme dans les cimetières, dans des cercueils de bois, dont on a reconnu de temps en temps quelques restes. Les caveaux de famille étaient peu nombreux; ceux des personnages de distinction l'étaient encore moins. A l'exception d'un seul qui se trouvait sous le dôme, tous ceux que l'on a rencontrés avaient été comblés. Nous n'avons pu reconnaître pendant les fouilles de cette année le tombeau de Pierre de Langle, 8me évêque de Boulogne, qui devait se trouver au bas de la nef. Une poignée de fils d'argent, qui s'est échappée des terres, n'a pu être un indice suffisant.
La manière dont les fouilles se sont faites était peu propre à faire découvrir des objets de petite dimension. Aussi, ne pouvons-nous guère citer qu'un denier de billon de Louis IX frappé à Tours, et un calice tumulaire en étain, dont la tige très-courte, le pied et la coupe très-larges, accusent l'antiquité.

très-légère. Nous n'essaierons point d'en déterminer autrement la nature, et nous laisserons aux archéologues qui visiteront notre Crypte le soin de décider cette question.

Nous ne parlerons ici que pour mémoire d'un petit cercueil de plomb qui reposait près du mur latéral, entre la cinquième et la sixième travée de l'aîle sud. Comme les ossements qu'il renfermait n'étaient pas ceux d'un enfant, il faut supposer une seconde inhumation, ou, ce qui paraît plus probable, il faut croire que la personne, à qui ces restes appartiennent, mourut loin de Boulogne, et qu'on n'y rapporta que ses os, après les avoir séparés des chairs, ainsi qu'on l'a fait souvent au moyen-âge (1).

Pour ce qui est de ces sarcophages et de deux autres dont nous parlerons plus tard, il nous est impossible de donner aucun fondement positif aux hypothèses que nous voudrions tenter d'établir.

CINQUIÈME CHAPELLE.

La cinquième chapelle est restée à la hauteur du sol de l'ancienne cathédrale, parce qu'on n'a pas cru devoir démolir le massif de pierres qui la remplit presque entièrement. Sur la partie antérieure de ce massif était un

(1) Ce cercueil de plomb ne saurait remonter à une date très-éloignée. Nous ne trouvons dans notre histoire aucun personnage auquel nous puissions attribuer sûrement ces restes mortels. Le corps du maréchal Philippe de Crèvecœur, seigneur des Querdes, a été rapporté de Lyon à Boulogne en 1494. Mais cet illustre personnage fut enterré à l'endroit où était la représentation du sépulcre de N. S. (Le Roy, ouv. cit., p. 110), et nous n'avons pu déterminer avec précision quel était cet endroit.

caveau fermé d'une large dalle tumulaire, empruntée aux tombeaux de l'ancien cimetière (1). Cette pierre, sculptée au XIVᵉ siècle dans un esprit éminemment chrétien, méritait d'être conservée. On l'a placée au-dessus du caveau, dont l'entrée a été close par une maçonnerie. Voici quelle est l'ordonnance de ce petit monument :

Une grande croix, dont les extrémités sont ornées de feuillages, est gravée en creux au milieu de la pierre. Au-dessous des branches de la croix on a figuré un bateau ; au pied est un homme à genoux.

Si nous comprenons bien le symbolisme de ces figures, le bateau doit indiquer la profession de marin, que le défunt aurait exercée, tandis que l'attitude de cet homme au pied de la croix dirait qu'il met toute son espérance dans ce signe sacré, immortel appui du chrétien.

Autour de la pierre on lit ces mots :

CHI. GIST. ANSEL. BISE. PRIES. POVR. LAME. QVI, TRESPASSA. EN. *Lan de grâce* M. CCC. ET. IIII. EL. MOIS. DE. DECHEMBRE.

Derrière ce tombeau, sur le massif de maçonnerie, se trouvent rangées les tuiles romaines, dont nous avons déjà parlé. Quelques fragments sont ornés de dessins, tracés avant la cuisson. Nous ignorons si ce sont des tuiles ou des carreaux ; mais, malheureusement, nous en avons trop peu pour qu'ils puissent être l'objet d'une étude spéciale.

---

(1) Cette pierre tumulaire n'avait pas été taillée pour le tombeau où on l'a trouvée ; car l'inscription qui y est gravée était tournée vers l'intérieur.

A côté de ces tuiles, on conserve un grand nombre d'échantillons du ciment qui avait été employé dans la construction du mur romain (1), ainsi qu'un bloc intéressant, composé de ciment, de plomb fondu, de terre, de tuiles, etc,, témoignage vivant de l'incendie qui a dévoré l'édifice.

Ce serait ici le lieu de parler des médailles romaines qu'on a retrouvées dans les terres de la Crypte. Plusieurs étaient complètement frustes, et parmi celles que nous possédons, nous ne pouvons citer, comme provenant directement de la Crypte, qu'une petite *pièce d'argent* d'Alexandre Sévère, frappée vers l'an 229. Mais dans les endroits où l'on a transporté, soit avant, soit après la découverte des ruines romaines, les terres qui ont été enlevées de la Crypte, nous avons pu recueillir des *petits bronzes* frappés à l'effigie des empereurs des IIe, IIIe et IVe siècles (2).

---

(1) La composition de ce ciment n'a rien de remarquable. On y employa, selon l'usage, de la chaux mélangée de cendre et de charbons, avec du sable de mer où l'on aperçoit de légers fragments de coquillages.

(2) Presque toutes nos médailles sont de petit bronze. Il y en a peu qui appartiennent aux premiers temps de l'Empire. On y remarque des pièces des empereurs *Valérien* et *Gallien* (253), *Postume* (258), *Victorin* (265), *Tetricus* (senior), 267, *Constance Chlore* (292), *Constantin* (le jeune) (335), *Constant* et *Constantius* (337), *Valentinien* et *Valens* (364). Malheureusement, l'humidité du sol où elles se trouvaient a rendu très-frustes la plupart de ces médailles ; les numismates les plus experts auront beaucoup de peine à les déchiffrer. Si l'on y parvient, on pourra peut-être assigner une date positive aux ruines que nous avons découvertes.

Enfin, pour n'omettre aucun détail sur les découvertes qui ont été faites dans notre Crypte, nous dirons que nous avons aussi conservé des débris de *poteries rouges*, appartenant à l'époque de la domination romaine, quoique, vu la rapidité des fouilles, nous n'ayons pu rien trouver qui fût de quelque importance pour l'archéologie.

A l'entrée de cette cinquième chapelle, on remarque les bases et la naissance du fût de deux colonnes. L'une est romane et appartient à l'église du XIIe siècle ; l'autre est plus moderne et ne date que de la fin du XVIIIe siècle. C'est à cette époque, en effet, que la tradition orale, confirmée en cela par le témoignage des Registres capitulaires, fait remonter la construction des dix chapelles qui accompagnaient la nef de notre cathédrale. L'architecte qui avait dirigé ces travaux, ainsi que ceux du portail principal, était *Giraud* SANNIER (1). Nous pouvons citer encore Gaudy, tailleur de pierres, et Harrewin, dit Beau-soleil, sculpteur. Pendant les années 1780-1784, le chapitre a payé à ce dernier plus de 12,000 livres, pour *divers ouvrages de sculpture et livraison de marbre.* Toutes ces chapelles étaient richement décorées, pavées en marbre de différentes couleurs, et ornées de sculptures très-nombreuses qui faisaient l'admiration de nos pères.

(1) *Registres capitulaires,* années 1771, 1780—1784. Nous entrerons dans de plus grands détails touchant la construction des chapelles de l'ancienne cathédrale, dans les « *Recherches historiques et archéologiques* » que nous préparons sur l'Église de Boulogne.

La base de la colonne romane est dans le même genre que celles dont nous avons déjà parlé. On en voit encore plusieurs dans la demi-travée qui est sous le portail, et dans les premières travées de l'aîle nord.

ANCIEN PORTAIL SUD.

Dans la travée qui suit la cinquième chapelle on remarque encore une colonne romane, à côté de laquelle on voit l'ouverture de l'ancien portail sud de la cathédrale (1).

Près de là, on a placé une des pierres creusées en rigole, provenant de la plate-forme qui entourait l'édifice romain décrit plus haut. A côté est un bloc de ciment, composé de fragments de briques ou de tuiles concassées, qui a été trouvé parmi les ruines de ce même édifice ; puis, une ancienne gargouille, dans le style du XVIIe siècle, monstre demi-marin, couvert d'écailles, muni d'aîles ou de nageoires.

Plusieurs boules de pierres qui ont été rencontrées dans les décombres de la nef, sont déposées sur le sol en différents endroits. Nous ne savons quelle en a été la destination.

(1) La porte latérale du sud ouvrait sur la première travée de l'aîle de ce côté. Lorsqu'on bâtit le Petit-Séminaire, sur l'emplacement du cimetière, on détruisit ce portail, et l'on en construisit un autre dans le mur de la façade, où il n'y en avait pas eu jusqu'alors. Ce dernier, dont la clef de voûte est conservée dans la première chapelle de la crypte, a été élevé par Giraud Sannier, qui le termina en 1771.

CHAPELLES DE L'AILE NORD.

Dans l'aîle nord, on voit aussi, comme nous l'avons dit, des restes de colonnes romanes et un pilastre grec du XVIIIe siècle. Ces débris, restés sur place, indiquent la disposition de la cathédrale, déterminent la hauteur de l'ancien sol, et conservent à l'antiquaire des renseignements précieux.

Pendant les fouilles qui ont été faites dans cette partie, durant l'hiver de 1850, on a rencontré quelques ruines romaines, qui sont pour nous une énigme. C'était, dans la troisième travée, un mur en demi-cercle, ouvrant sur la chapelle latérale, et s'y continuant encore sous les fondations. Il n'avait guère que 80 centimètres d'épaisseur. Un mur semblable a été trouvé dans la cinquième travée ; mais il était tourné en sens contraire. En continuant les fouilles sous les chapelles de ce côté, on n'a plus trouvé de traces d'anciennes constructions.

Sur le sol de la deuxième et de la troisième chapelles de l'aîle nord, sont placés des sarcophages en forme d'auge. Un seul possède encore son couvercle, qui est *en dos d'âne,* avec une *arête* bien prononcée. Tous sont vides actuellement ; les ossements qu'ils contenaient avaient été remués, et peut-être même déplacés.

Le grand sarcophage complet, dont le couvercle subsiste encore, est le plus important de ces monuments funéraires. On l'a trouvé dans la nef, près du pilier de l'aîle sud, à l'entrée de la troisième travée de cette même nef. Il renfermait encore des ossements presque réduits en poussière, qui gisaient pêle-mêle dans toute son étendue, ce qui prouve qu'il avait été ouvert. La pierre dans laquelle il a été taillé est fragile et assez semblable à la marne blanche de notre Haut-Boulonnais.

Une particularité digne de remarque signale ce tombeau aux investigations de l'historien : c'est qu'il a dû se trouver trop court pour renfermer le corps auquel il a servi de sépulture. Sa partie inférieure a été coupée, et l'on a été obligé de tailler une *rallonge* en pierres de Marquise, pour servir de protection aux pieds du cadavre. Le sarcophage avait cependant un mètre 75 centimètres de longueur à l'intérieur.

Le second sarcophage est sans couvercle; il était comme le précédent d'une seule pierre ; mais il n'a pu résister aux ravages du temps. On l'a trouvé dans la troisième travée de l'aîle sud.

CONCLUSION.

Le spectacle de tant de ruines, sur lesquelles s'élève aujourd'hui un temple chrétien, présente un contraste frappant entre la rapidité avec laquelle s'efface la puissance de l'homme, et l'immuable stabilité des choses que Dieu a établies. La société romaine, malgré la force de son organisation, la sagesse de ses conseils, l'étendue de sa domination, a disparu de la terre, sans y laisser autre chose que des souvenirs ; la société chrétienne, après dix-huit cents ans, relève encore avec la même vigueur et la même foi un sanctuaire que ses ennemis ont renversé. Les monuments romains gisent ensevelis sous les décombres ; les monuments chrétiens se redressent toujours, pour servir au même culte, pour honorer le même Dieu, le Dieu qui vit dans les siècles sans fin.

PLAN ICHNOGRAPHIQUE

DE LA

CRYPTE DE BOULOGNE.

LÉGENDE.

Nous avons cru que, pour faciliter l'intelligence de notre Notice et la rendre susceptible de servir de *vade mecum* à ceux qui désirent visiter ce curieux monument, nous devions joindre à notre description un plan ichnographique, accompagné d'une *Légende*. Nous n'avons rien négligé pour que ce travail fût exécuté avec toute la précision désirable. Un de nos collègues en archéologie, M. F. Lefebvre, s'est chargé de lever et de dessiner ce plan, dont nous avons confié la gravure aux soins de MM. Didron, éditeurs des *Annales Archéologiques*, savants et infatigables propagateurs du mouvement qui entraîne les générations actuelles vers l'étude du passé. MM. Didron nous ont choisi un graveur habile, dont le beau travail donnera à notre Notice plus d'intérêt et de valeur.

I. **CRYPTE CENTRALE**, *du XIIᵉ siècle, pp.* 19-28.
   aa Escaliers qui conduisaient à cette Crypte, derrière les piliers de l'entrée du chœur, p. 21.

II. **CRYPTE LATÉRALE DU NORD**, *XIIIᵉ siècle, pp.* 28-34.

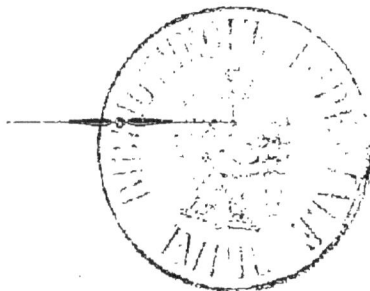

www.ingramcontent.com/pod-product-compliance
Lightning Source LLC
Chambersburg PA
CBHW050617210326
41521CB00008B/1287